Laura Huber

Kleines bisschen Leben

Mein Weg aus der Magersucht

Manuela Kinzel Verlag

Impressum:

Manuela Kinzel Verlag
73037 Göppingen * 06844 Dessau
Tel. 07165 / 929 399

info@manuela-kinzel-verlag.de
www.manuela-kinzel-verlag.de

Porträtfoto Umschlag: Wilfried Buchner
Umschlag vorn: Foto (privat), Sommer 2015

1. Auflage 2017

ISBN 978-3-95544-081-7

Für mein Team.

Danke für all die Worte und die Zeit.

In der Stille und im Sturm.

Danke.

Knicklichter

müssen auch erst brechen,

bevor sie leuchten.

Liebe Leserin, lieber Leser,
in diesem Buch möchte ich über meine Erfahrungen mit meiner Magersucht schreiben. Ich habe es geschafft, sie zu überwinden, und möchte von meinem Weg zurück ins Leben berichten. Meiner Essstörung liegt ein Trauma zugrunde, auf das ich nicht näher eingehen werde, weil es für mich wichtig ist, dass die Arbeit mit dem Trauma in der Therapie bleibt. Seitdem ich angefangen habe, mich aus der Magersucht zu kämpfen, war es mein Ziel, über die Essstörung ein Buch zu schreiben. Mittlerweile habe ich die Essstörung überwunden und mich zurück ins Leben gekämpft. Mit diesem Buch will ich zeigen, dass man eine Essstörung überwinden kann, wenn man an sich und seine Ziele glaubt, und wie wertvoll das Leben ist.
Egal, wie weit weg es scheint und wie hoffnungslos. Das Leben ist da. Es wartet nur darauf, dass wir aufstehen und es selbst in die Hand nehmen, die Essstörung loslassen und anfangen, wirklich glücklich zu werden. Und auch wenn der Weg lang und steinig ist: Man kann diesen Weg zurück ins Leben gehen.
Ich hoffe, dass ich genau das mit meinem Buch zeigen kann, dass ich anderen Betroffenen Mut machen und Angehörigen und Außenstehenden zeigen kann, wie tief Betroffene verletzt sind: Dass es nicht nur bedeutet, dünn sein zu wollen, sondern dass Betroffene weitaus mehr daran zerbrechen, als es von außen scheint.

1. Fallen

Winter, 2015

Das Einzige, was mir Halt gibt, ist das Hungern. Die Zahl auf der Waage, die immer kleiner wird. Die Knochen, die weiter vorstehen. Irgendwann habe ich die Kontrolle verloren und eine Stimme in mir ist mit jedem Tag lauter geworden. Als ich die 5 an erster Stelle auf der Waage nicht mehr sehe, fühle ich für einen Moment ein bisschen Erleichterung, dann sehe ich mich im Spiegel und fühle mich schrecklich dick. Ich esse mittlerweile nur noch ein kleines Müsli in der Früh, das fast nur aus Milch und ein paar vereinzelten Flocken besteht. Unter der Woche fällt mein Mittagessen aus, weil ich in der Schule nichts mehr esse. Abends esse ich nur noch ein bisschen Salat. Ich habe Angst vor den Wochenenden, wenn es zu Hause Mittagessen gibt. Wenn ich zum Mittagessen überhaupt an den Tisch komme, esse ich nur ein bisschen Suppe und gehe danach spazieren.

Es ist kalt, ich habe die Hände in meinen Jackentaschen und fühle meine Knochen. Die Schmerzen von *damals* sind noch da, aber ich habe nicht mehr die Kraft, sie richtig zu fühlen. Ich habe Halt. Wie eine Freundin, die gegen meinen Körper ist, aber mich und meine Seele trägt, wenn ich leicht genug bin.

Ich falle am Abend in mein Bett und fühle meine Knochen. Es tut weh, auf dem Bauch zu liegen, weil mein Hüftknochen heraussteht. Ich liege auf meinem knochigen Rücken und brauche eine Wärmflasche. Es ist so eisig kalt. Ich bin so schwach, dass ich mich nicht mehr

umziehen kann. Ich liege nur da und denke, dass ich morgen nicht mehr aufwachen werde. Meine Knochen drücken im Liegen und mir ist eisig.
Beim Aufstehen ist mir sofort schwindelig. Ich stehe lange vor dem Spiegel, schaue mich an und erkenne mich nicht. Ich will mich nicht erkennen. Irgendwie fühle ich mich schrecklich dick und verloren vor dem Spiegel. Ich gehe ohne Frühstück aus dem Haus. In meine Tasche stecke ich einen Apfel und eine Flasche Wasser. Nur, damit meine Eltern mich gehen lassen. Für mich steht sowieso schon längst fest, dass ich nichts davon anrühren werde. Ich fühle mich schwach und die Kälte um mich ist schlimmer als sonst. Ausnahmsweise bekomme ich einen Sitzplatz im Bus und lehne meinen Kopf gegen die Scheibe. Ich bin so geschwächt, dass ich keine Angst mehr vor der Schule wahrnehmen kann. Sie ist da, aber sie erreicht mich nicht mehr. Im Englischunterricht sollen wir eine Gruppenarbeit vorstellen. Aber ich bin so schwach, dass ich sitzen bleibe, als meine Gruppe aufsteht. Alle drehen sich zu mir, aber ich bleibe sitzen und keiner sagt etwas. Jede Bewegung ist mir viel zu viel. Trotzdem gehe ich zu einem Gespräch mit Frau Winter, meiner Vertrauenslehrerin. Sie fragt, was ich heute schon gegessen und getrunken habe. Jeder hätte mich fragen können und ich hätte gelogen, aber irgendwie ist sie viel ruhiger dabei als andere Menschen. So sage ich die Wahrheit: „Nichts." Sie nimmt mich aus der Schule und überredet mich, dass ich Wasser trinke. Jeder Schluck ist ein Kampf mit mir selbst, weil es sich so schwer in meinem Bauch anfühlt.

Wir gehen zusammen in ein kleines Café und sie bestellt Frozen Joghurt für uns beide. Wir sitzen ganz alleine da und ich schaue auf das Glas vor mir. Zum ersten Mal seit langem fühle ich mich geborgen und sicher. Frau Winter lächelt mich an und fragt, ob ich es versuchen kann. Ganz langsam esse ich mit ihr. Es ist ganz kalt und süß. Ich will wieder aufhören zu essen und schiebe das Glas weg. Die Stimme schreit mich an, dass ich nicht essen darf und ich habe das Gefühl zu zerreißen. Als wir aus dem Café gehen, steht meine Mama davor und meint, dass ich zum Arzt muss. Ich versuche mich zu weigern, aber ich habe keine Chance und muss mit meinen Eltern zu meinem Hausarzt. Frau Winter schlägt vor, auch mitzukommen. Irgendwie macht es das ein bisschen leichter.

Ich werde gewogen und untersucht und weine, weil die Ärztin so kalt zu mir ist. Als ich mein Oberteil hochschieben muss und man meine Knochen sieht, sehe ich kurz Schmerz in Frau Winters Augen. Ich habe mich schon lange an die Knochen gewöhnt. Die Ärztin ist eisig zu mir und ich weine immer mehr, weil sie mich nicht versteht. Sie überweist mich für den nächsten Tag ans Bezirkskrankenhaus und redet danach mit meinen Eltern.

Zu Hause fühle ich mich nur noch wertloser und kleiner und liege weinend in meinem Bett. Papa setzt sich an mein Bett und legt seine Hand auf meinen knochigen Rücken. „Du musst zunehmen, Laura. Du stirbst sonst, so mager bist du.“ – „Ich will nicht. Ich kann nicht.“ – „Du musst doch leben.“ – „Was denkst du, wie viel ich wiegen muss?“ – „Du musst sicher viel zunehmen. Vielleicht 53 oder 55. Ich weiß es nicht.“ – „Ich würde eher sterben, als die 5 vorne zu haben.“ Ich würde nicht mal 46 akzeptieren. Oder 45. Ich will immer nur noch weniger. Wahrscheinlich wären mir 10 kg noch zu viel. „Das sehen wir doch dann. Hör dir doch einfach mal an, was die Ärzte morgen sagen.“ Ich liege heulend da und zittere, weil mir so kalt ist. „Schau mal, das ist wie bei einem Auto. Das muss man auch tanken, damit es fahren kann.“ Mein Auto hat längst aufgehört zu fahren. Seit *damals* bin ich liegen geblieben. Warum soll ich dann tanken? Ich frage ihn nicht, weil ich ihm nicht sagen kann, wie sehr mich *damals* zerbrochen hat. Irgendwann steht er auf und geht. Ich liege noch lange wach, weil ich Angst vor dem nächsten Tag habe. Ich spüre nur noch meine Knochen. Ich liege auf dem Rücken und fühle, wie mein Beckenknochen heraussteht. Meine Gedanken kreisen um meine Magersucht, um die Ärztin, die mir gesagt hat, dass es lebensgefährlich ist. Zu 30% würde ich sterben. Ich könnte einschlafen und nie mehr aufwachen. Ich habe solche Angst, die Augen zu schließen. Ich will nicht sterben, aber ich kann die Magersucht nicht loslassen.

2. Fremd

Am nächsten Tag bringen mich meine Eltern ans Bezirkskrankenhaus. Das Gebäude ist riesig und fremd und mein erster Gedanke ist, dass ich es hier schrecklich finde und hier sicher nie den richtigen Flur finden werde. Nach einer Viertelstunde sitze ich mit meinen Eltern in einem Wartezimmer. Eine Psychologin mit freundlicher und warmer Stimme kommt zu mir und nimmt mich in ein Zimmer. Ich werde gewogen. 45 kg. Die Psychologin ist eigentlich nett. Aber als sie ausrechnet, dass ich mindestens 53 kg wiegen muss, bis ich an der 10. Perzentile[1], der Grenze zum Normalgewicht, bin, bin ich geschockt. Ich fühle mich jetzt schon schrecklich dick und bei dem Gedanken, so viel zuzunehmen, fühlt es sich an, als würde ich zerreißen. Sie will wissen, wie es zu meiner Magersucht gekommen ist. Ich sage nur, dass ich verletzt wurde, weil ich nicht über das reden kann, was mich *damals* verletzt hat. Die Psychologin ist nicht so rücksichtslos wie die Psychologin, bei der ich damals war und sie gibt mir zum ersten Mal das Gefühl, dass mich wirklich jemand versteht. Sie zwingt mich nicht, stationär hierzubleiben, obwohl mein Gewicht kritisch ist, sie macht einen Termin bei einer ambulanten Psychologin im Bezirkskrankenhaus für mich aus.

Eine Woche später habe ich meinen ersten richtigen Termin im Bezirkskrankenhaus. Die langen Flure sind

[1] Messwert für Gewicht. Eine Perzentile gibt an, wie viel Prozent von Mädchen oder Jungen eines Alters und einer Körpergröße statistisch ein bestimmtes Gewicht haben.

seltsam und fremd. Ich sitze neben meiner Mama im Wartezimmer und will weg. Ich beiße mir auf die Lippe, um nicht zu weinen. Dauernd laufen Psychologinnen an mir vorbei und ich schaue sie alle ängstlich an. Ich hoffe, dass keiner zu mir kommt, aber dann steht eine junge Frau vor mir, die mir die Hand hinhält und lächelt: „Ich bin Frau Lego und du musst Laura sein, oder?“ – „Ja.“ Ich gebe ihr auch die Hand, aber ich kann nicht lächeln. Sie fragt, ob ich will, dass meine Mama mitkommt. Und es ist für Frau Lego okay, dass ich alleine mit ihr gehen will. Wir gehen in einen hellen Raum mit einem kleinen Tisch und zwei Stühlen. Auf dem Tisch steht eine violette Kuh, die man kneten kann, und neben der Türe stehen eine Waage und ein Schrank. Wir setzen uns an den Tisch und Frau Lego fragt mich, warum ich magersüchtig bin. Magersüchtig. Magersüchtig sind dünne Menschen, nicht ich. „Warum bist du hier?“ Ich schaue sie nur an und sage nichts. „Warum geht es dir schlecht?“ Endlich eine Frage, auf die ich eine Antwort geben kann. „Weil ich vor zwei Jahren verletzt wurde.“ Ich will ihr nicht sagen, was *damals* passiert ist und sogar das ist okay für sie. Weil ich fast nichts sage, redet sie. Wie gefährlich alles für meinen Körper ist und dass ich essen muss. Ich werde jede Woche zu ihr müssen, sie wird mich wiegen und reden. Sie gibt mir Ernährungsprotokolle und Bewegungsverbot. Wenn ich zunehme, steckt sie mich nicht auf die Station. Ich will nicht zunehmen. Ich will nicht ich sein. Ich will das alles nicht. Warum können fremde Menschen über mein Gewicht urteilen?

Beim Aufstehen am nächsten Tag wird mir schwindelig. Ich weiß nicht, was ich anziehen soll, weil mir nichts mehr passt. Ich finde ein schwarzes Top, bei dem man die Träger verstellen kann, und eine zu weite Hose. Ich gehe langsam ins Bad und wiege mich; 44,0 kg. Auf dem Weg dorthin habe ich mich verloren. Ich *bin* magersüchtig, ich *habe* keine Magersucht. Ich finde mich dick, egal, was die Waage sagt. Aber ich brauche jeden Tag die Bestätigung von ihr, dass ich leichter bin. Ich weiß, dass es gefährlich ist, aber ich stecke viel zu tief drinnen, um sie loslassen zu können. Wir sind zu Einem geworden, unser eigener Halt und gleichzeitig Feind. Ich habe mich so an die Kälte und Schwäche gewöhnt, dass ich nicht mehr darüber erschrecke. Ich wiege 44 kg, aber es fühlt sich an, als würde ich 100 kg wiegen. Ich ziehe mich an und stelle die Träger an meinem Top kürzer. Beim Frühstück esse ich meine Milch mit Flocken. Und auch die nur, damit ich aus dem Haus darf. Endlich ist meine Schüssel leer und ich stehe auf. Papa ruft mir nach, dass ich etwas essen muss, aber ich laufe ins Bad und glätte meine Haare. Er fährt mich eine halbe Stunde später in die Schule, weil ich nicht mehr gehen darf. Es fühlt sich unendlich erniedrigend an, nicht mal selbst zur Schule kommen zu dürfen, an diesem grauenvollen Ort bis vor die Türe gebracht zu werden. Auf der Treppe merke ich, wie mein Herz rast und mir schwindelig wird. Ich klammere mich an der Wand fest und gehe weiter.

Meine Lippen sind kaputt,
bluten, sind offen,
kein Problem, alles normal,
alles in Ordnung.

Meine Hände sind kalt,
merke es nicht,
höre es nur,
bin doch nicht kalt.

Meine Haut ist so blass,
wie ein Gespenst,
erkenne mich nicht,
das bin ich nicht.

Meine Augen sind fremd,
lachen nicht mehr,
ohne Ausdruck,
alles okay.

Bevor ich zur Therapie gehe, trinke ich so viel, dass ich 2 kg mehr auf die Waage bringe und nicht auf der Station bleiben muss. Frau Lego redet heute das erste Mal nicht über das Essen und Ernährungsprotokolle. Sie rollt ein riesiges Blatt aus und legt es vor mich auf den Boden. Dann gibt sie mir einen Stift und lächelt mich an: „Ich will, dass du dich in Lebensgröße malst." – „Ich kann nicht malen." – „Ich hab dein Zeugnis gesehen. Du kannst malen." Sie gibt mir einen Stift und ich fange mit dem Zeichnen an, weil es sowieso keinen Sinn hat, noch zu diskutieren. Ich verbessere die Linien ganz oft, weil ich mich nicht wirklich einschätzen kann. Ein paar Millimeter machen einen großen Unterschied, wenn es um dick oder dünn geht. Irgendwann bin ich fertig, stehe auf und schaue Frau Lego an. „Fertig?“ – „Fertig.“ Ich soll mich auf die Zeichnung legen und sehe, wie sie einen Stift nimmt. Sie kniet sich neben mich und zeichnet vorsichtig meine Umrisse am Körper entlang nach. Als sie fertig ist, stehe ich auf und wir schauen die Umrisse an. Meine Zeichnung ist viel breiter als ihre. Als ich die echte Taille auf dem Blatt vor mir sehe, wird mir schwindelig. Sie ist so unnatürlich dünn. Das kann keine Taille sein. Schon gar nicht meine. „Doch, das bist du“, sagt Frau Lego ruhig, „Du hast eine Körperschemastörung. Das heißt, du siehst dich nicht so, wie du bist. Aber DU bist DAS – dieser dünne Umriss! – Du hast dir keine Hüfte gemalt, sondern nur einen geraden Strich von deiner Taille aus. Es ist so, als siehst du dich nicht als den wertvollen Menschen, der du bist. Es passt gut mit dem zusammen, dass deine Periode nicht mehr kommt. Weil du gerade alles verlierst.“ Ich habe es gar nicht bewusst so gemalt, aber ich erschrecke kurz. Sehe ich mich so? Stimmt es, was Frau Lego sagt? „Du hast dir alles genommen, was du bist. Nicht nur im Bild, sondern auch in deinem Leben.“ Es tut weh, das zu hören und irgendwie zu einem kleinen Teil zu wissen, dass sie Recht hat. „Laura, du wirst immer schlank bleiben. Du wirst nie so dick, wie du denkst; du wirst nicht dick werden! Schau dir mal an, wie dünn du bist. Die 10. Perzentile ist nicht so weit weg, wie du denkst. Du wirst immer noch dünn bleiben." Im Spiegel finde ich mich trotzdem dick. Die Umrisse, die Frau Lego gezeichnet hat, sind so unnatürlich mager und zerbrechlich, aber ich kann nicht sehen, dass das mein Körper ist. Zum ersten Mal, seitdem ich bei ihr bin, habe ich das Gefühl, dass sie mich ein bisschen versteht. Wir stehen zusammen vor der Zeichnung und ich bin ganz still. Nur sie sagt ab und zu ein paar Worte und gibt mir das Gefühl, nicht alleine zu sein.

So dünn und leicht,
dass man mich nicht mehr sieht,
so dünn und leicht,
dass der Wind mich trägt,
so dünn und leicht –
ich fliege,
so dünn und leicht,
lebe nicht mehr,
bin nur noch
dünn und leicht.

In der Schule nehme ich alles um mich abgedämpft und ganz weit weg wahr. Im Treppenhaus wird mir komisch im Bauch, mein Herz schlägt schneller und ich bekomme fast keine Luft mehr. Ich spüre nur noch Schwäche und diese schlimme Kälte. Alles um mich dreht sich. Nur ich drehe mich nicht, weil ich zu schwach bin. Alles verzerrt sich und überschlägt sich. Ich halte mich an der Wand fest und warte, bis alles wieder

normal wird. In Kunst müssen wir fünf Menschen zeichnen; es ist so schwer, normale Körper zu zeichnen. Entweder wird alles dick oder zu dünn. Das Zeichnen ist so schrecklich, ich denke dabei noch mehr über meinen Körper nach und schäme mich für ihn. Ich höre auf zu zeichnen und schaue stattdessen aus dem Fenster. Lohnt es sich nicht vielleicht doch, dafür zu kämpfen, dass ich wieder lachen kann? Alle anderen sitzen so unbeschwert da, lachen und reden. Nur ich sitze leise da und schaffe es nicht zu malen.
In der Pause rede ich mit Frau Winter, weil ich es nicht schaffe, zuzunehmen. Ich bin mit Frau Lego auf der Suche nach Zielen, für die ich kämpfen will und für die ich zunehmen muss. Aber ich weiß nicht mehr, wer ich bin und was ich will und wir finden einfach keine Ziele, die ich wirklich erleben will. Frau Winter findet die Idee gut und schlägt vor, dass wir zusammen auch ein Zwischenziel aufstellen. Zu Hause schreibe ich alle meine Ziele auf ein großes Plakat: bei 47 kg schreie ich, bei 49 kg geht Frau Winter mit mir um einen See und bei 53 kg darf ich wieder Sport treiben. Dann stehe ich auf und hänge es neben meinen Spiegel. Daneben schreibe ich „Klavier spielen", „Rad fahren" und „Freunde treffen". Als das Plakat ganz fertig ist, stelle ich mich vor den Spiegel und schaue langsam auf. Als ich mich sehe, steigt der Hass auf meinen Körper sofort auf und die Stimme, die zur Magersucht gehört; dann schaue ich zu dem Plakat neben einem Spiegelbild und langsam merke ich, dass es sich vielleicht lohnt, für die Ziele anstatt gegen

meinen Körper zu kämpfen. Ich stelle mich vor das Plakat und schaue das Bild von meinem Körper aus der Therapie an. Ich erinnere mich an Frau Legos Worte, dass ich zunehmen muss und wie gefährlich es ist, und dann esse ich ein Stück Fisch und ein bisschen Reis. Danach bekomme ich solche Schuldgefühle, dass ich meine Laufschuhe suche und trotz Sportverbot nach draußen gehe. Ich spüre die Kälte und eigentlich will mein Körper auf die Erde fallen und nie mehr aufstehen. Aber die Stimme in mir treibt meine Schritte an und dann renne ich los. Mein Herz pocht ganz komisch, wie wenn eine Flüssigkeit dagegen schlagen würde und ein Stein an meinem Herzen hängen würde. Aber die Stimme schreit mir ein, dass ich rennen muss, weil ich gegessen habe. Dass ich dick bin. Hässlich. Wertlos. Mir wird schwindelig und es ist schrecklich kalt. Ich will umdrehen, aber als ich anfange, daran zu denken, wird die eisige Stimme noch lauter und fordernder und ich kann erst umkehren, als es schon dunkel wird.

Ich wache auf und wiege 44,3 kg. Ich bin so erschöpft, dass ich den ganzen Tag im Bett bleibe und zusammenbreche, als ich ins Bad gehen will. Ich bin kraftlos und fühle keine Angst mehr vor dem Sterben, nur noch Kälte und Schwäche. Ich schaue mich im Spiegel an. Verloren und dick. Ich habe keine Kraft, um lange zu stehen. Ich schaue zu meinem Plakat neben dem Spiegel. Ich will diese Ziele erleben. Ich will nicht sterben. Aber ich kann die Magersucht nicht loslassen. „Du nimmst so oder so zu, wenn nicht zu Hause, dann auf

Station. Und zu Hause hast du Ziele. Zu Hause hast du wenigstens ein bisschen Kontrolle", das hat Frau Lego gesagt. Aber ich schaffe es nicht. Ich kann die Magersucht nicht loslassen. Ich liege den ganzen Tag im Bett und esse nur ein bisschen Suppe. Als ich aufstehe, kippe ich um und Mama setzt mich an den Tisch und lässt mich erst nach einem Müsliriegel und einer Kiwi gehen. Ich habe richtig schlimme Schuldgefühle, weil ich gegessen habe. Nicht mal die Ziele neben meinem Spiegel bringen heute etwas. Wenn ich das Bild von meinem Körper anschaue, finde ich es ganz fremd. Ich will nicht zunehmen und für meine Ziele kämpfen. Ich will nur noch aufgeben.

Mitten in der Nacht wache ich auf. Mir ist kalt und schlecht. Ich weiß nicht, ob ich mich im Bett übergeben habe oder nicht. Ich versuche, mich aufzusetzen. Als ich es endlich geschafft habe, wird mir schwindelig. Ich schalte das kleine Licht neben meinem Bett an und stehe vorsichtig auf. Meine Beine fühlen sich an, als würden sie zu einem kleinen Reh gehören, das zum ersten Mal läuft. Ich halte mich an der Wand fest und gehe langsam ins Badezimmer. Ich sinke vor die Kloschüssel und erbreche. Meine Haare fallen mir vor, aber ich bin zu schwach, um sie mir aus dem Gesicht zu halten. Die Schwäche ist so unglaublich stark. „Ich sterbe", denke ich, „dann sind die Schmerzen vorbei. Ich sterbe", denke ich nochmal und dieses Mal bin ich dabei verzweifelt und fühle mich traurig und einsam. Ich erbreche nochmal und dann drehe ich mich von der Kloschüssel weg. Ich kann meinen Körper im Sitzen nicht mehr halten und kippe seitlich auf den Boden. Irgendwann ziehe ich mich an der Badewanne hoch und gehe langsam in mein Zimmer. Es ist mir egal, dass ich mich vorher noch in meinem Bett erbrochen habe; ich bin viel zu schwach, um neue Bettwäsche zu holen. Ich lege mich ans andere Ende in meinem Bett und mache mich ganz klein, damit es nicht so schrecklich kalt ist. Es fühlt sich an, als würde mein Herz stolpern und als wäre es bald nicht mehr fähig, überhaupt zu schlagen. Ich nehme mein altes Kuscheltier in den Arm, um nicht ganz alleine mit den Schmerzen und der Kälte zu sein und mich irgendwo festhalten zu können. Ich fühle noch einen Hänger an meinem Herz und dann wird es dunkel.

Magersucht
Suche nach Hoffnung
Halt, Kraft,
Suche nach mir,
Magersucht,
Flucht vor dem Leben
Vertrauen, Freude,
Flucht vor mir selbst.

März 2015: 45 kg

Frau Lego zeigt mir die Station im BKH[2]. Wir gehen nach oben und schauen uns ein kleines Zimmer mit zwei Stockbetten an. Speisezimmer, Küche, Bad. Es ist

---

[2] Bezirkskrankenhaus

alles so traurig und fremd. Ich bekomme Informationszettel von der Station, für den Fall, dass ich abnehme oder nicht konstant zunehme. Es ist schrecklich hier. Weinend gehe ich mit Frau Lego zurück in ihr Zimmer. Sie muss mir doch helfen können, sie ist doch so stark! Wir reden noch kurz über meine Ziele und sie sagt, dass ich bis nächste Woche zunehmen muss, wenn ich nicht bleiben will. Sie hat gesagt, dass ich es schaffen kann und dass ich nicht aufgeben darf. Aber ich weiß nicht mehr, was ich will. Ich ziehe mich zu Hause zurück und lese die Informationszettel. Als ich die Schule am nächsten Tag betrete, fließen meine Tränen. Ich würde das Leben hinter diesen Fenstern im Krankenhaus verpassen. Drei Monate auf dieser trostlosen Station eingesperrt. Ich schaue aus den Fenstern und wische meine Tränen weg. Ich will wieder leben können, so wie alle Menschen um mich rum leben.

Magersucht ist nur ein Wort, das nichts aussagt. Es ist nicht nur nicht essen. Es ist alles, was ich noch bin. Ich gehe aus dem Bezirkskrankenhaus und sehe weit weg ein Mädchen, das sich in einer Schaufensterscheibe spiegelt. Sie ist so dünn. Wie passen in diese Spinnenarme überhaupt Knochen? Wie können diese Stelzenbeine sie tragen? Wie kann ihre Taille so dünn sein, ohne zu brechen? Ich gehe immer näher, bis ich ganz nah davorstehe und mein Gesicht erkenne. Es ist mein Körper. Was gerade noch zart wie ein Schmetterling war, wird dick. Ich sehe mich. Es tut weh, mich zu sehen, ich drehe mich weg und gehe. Ich stecke die Hände in meine Jackentaschen und spüre meine Knochen. Es fühlt sich so fremd an, dass ich zusammenzucke und die Hände wieder aus den Taschen nehme. Irgendwie fühlen sich die Knochen sehr weit draußen an und ich erschrecke. Aber dann ist da sofort wieder die Stimme, die die Knochen noch viel weiter draußen haben will. Ich weiß nicht mehr, was ich denken soll. Ich überlege, wie viel ich abnehmen müsste, dass ich wirklich glücklich wäre. Vielleicht wären 40 kg ein Gewicht, mit dem ich glücklich sein kann. Aber dann würde ich vorne die 3 wollen. Und dann würde ich wieder weniger haben wollen, weil es zu nah an der Grenze wäre. Es würde ewig so weitergehen, bis irgendwann gar nichts übrig ist. Ich weiß nicht, wo ich sein will. Ich will nicht zunehmen. Und ich finde kein Gewicht, auf das ich abnehmen will. Und irgendwie muss ich zunehmen, sonst komme ich auf die Station und muss dort zunehmen. Aber ich kann das alles nicht. Mir wird kalt und schwindelig und alle Gedanken werden so schwer, dass ich anfange zu weinen.

Abgemagert
bis auf die Knochen.
Ich sehe mich nicht.
Dünn.
Mager,
jeden Tag dünner,
immer weniger,
weg.

3. Zerbrochen
März 2015: 48 kg

Im Wartezimmer fange ich an zu weinen. Ich habe in den letzten Wochen zugenommen.: für meine Ziele und weil ich angefangen habe, Frau Lego zu vertrauen. Ich fühle mich schrecklich dick und verzerrt. Ich habe nicht mehr als 3 kg zugenommen. Es fehlen noch so viele und ich fühle mich jetzt schon wie eine Kugel. Jeden Tag stehe ich vor dem Bild, das ich in der Therapie von meinem Körper gemalt habe, und meinen Zielen. Ich will am liebsten abnehmen. Aber ich habe keine Wahl. Wenn ich nicht selbst zunehme, komme ich auf Station und muss da zunehmen. Und wenn ich zu Hause bleibe, habe ich wenigstens ein bisschen Freiheit. Ich versuche, meine Tränen zu unterdrücken, weil ich nicht vor Frau Lego heulen will. Aber ich bin zu schwach. Sie kommt und wir gehen in ihr Zimmer. Sie überhäuft mich nicht mit Fragen, sondern gibt mir ein Taschentuch. Als ich dann aufhöre zu weinen, fragt sie vorsichtig, was los ist. Ich erzähle ihr ganz langsam davon, dass mich heute eine andere Schülerin verletzt hat. Frau Lego unterbricht mich nicht. Sie stellt die richtigen Fragen und ist vorsichtig und gibt mir Taschentücher. Irgendwann fühle ich mich sicher bei ihr und höre auf zu weinen.

Am Ende wiegt sie mich. Ich habe davor wieder so viel getrunken, wie ich konnte, weil ich Angst hatte, dass sie sonst schimpft. 49,5 kg. Ich bin enttäuscht, dass ich so schwer bin, aber Frau Lego freut sich: „Weißt du, was das heißt?“ Es ist mir egal, ich hasse meinen Körper. „Du hast dein Zwischenziel mit Frau Winter." – „Nein." – „Warum nicht?" – „Sie hat es verschoben. Auf irgendwann." Ich glaube, ich tue Frau Lego leid, wie ich verheult und unglücklich und enttäuscht auf ihrer Waage stehe. Sie bietet mir an, dass ich einmal mit dem Bus zur Schule kommen darf. Es ist kein Ersatz, aber es ist trotzdem lieb von ihr. Irgendwie fühle ich mich ein bisschen besser, weil ich merke, dass sie mir wirklich helfen möchte. „Du schaffst das." Ich schüttle weinend den Kopf. „Doch, du schaffst das. Denk an deine Ziele. Und genieße deinen Schulweg."

Eine Woche später gehe ich wieder zu Frau Lego. Wir reden darüber, was Magersucht ist. „Wenn jemand 15% unter seinem Gewicht ist, hat er Magersucht. Du hast für mich eine astreine Magersucht." Aber ist es nur diese Zahl auf der Waage? Für mich ist es auch die Schwäche, die Kälte. Die Kraft, die ich daraus ziehe, wenn ich nicht esse und weniger wiege. Der Körper, der kaputtgeht, wenn meine Periode weg ist. Wenn ich die Hände manchmal nicht in die Jackentasche stecke, weil dort meine Knochen so weit herausstehen. Jede Hose rutscht, alle Löcher im Gürtel sind zu weit. Und trotzdem bin ich noch so dick. Innerlich bin ich zerbrochen und trotzdem noch so zerbrechlich. Ich fahre nach Hause und verstecke mich in meinem Bett. Später kommt Mama in mein Zimmer, damit wir Klamotten für den Winter aussortieren. Ich schaue mich selbst in meinen verschiedenen Klamotten im Spiegel an. Ich fühle mich verloren darin; alles ist zu weit. Von weiter weg sehe ich wie ein leerer Kartoffelsack aus. Ich fühle mich so dick. Ich stelle mich noch weiter vom Spiegel weg und lege meine Hände an die Taille. Ganz kurz sehe ich, dass die Taille dünn ist, wenn ich den Stoff nicht einfach fallen lasse, sondern an meine Haut halte. Aber eine Sekunde später fühle ich mich wieder dick und durch die weiten Pullis nur noch breiter.

Lächelt mich an,
als alle wegschauen,
steht Ängste mit mir durch,
wenn niemand sonst da ist,
trocknet die Tränen,
wenn ich alleine weine.
Sie ist da,
wenn es niemanden gibt,
wenn mich niemand sieht.
Hält mir die Hand hin und
geht den Weg mit mir,
versorgt meine Wunden –
heilen kann sie nicht.
Trägt mich,
wenn ich leicht genug bin.
Trägt mich
über allem,
Schwebt mit mir,
solange ich
leicht bin.
Wir fliegen
über allem,
fliegen davon.
Weg.

Ich zwinge mich immer noch, zu essen. Es schmeckt nicht und widert mich nur noch an. Ich wiege 50,3 kg und fühle mich so dick und fremd in mir. Ich hasse meinen Körper. Die Magersucht hätte mich so schwächen können, dass ich sterbe. Aber sie war wenigstens da für mich. Sie war meine Stütze, hat mir das gegeben, was mir niemand sonst geben konnte. Niemand war für mich da, bis die Magersucht mit mir davongeflogen ist. Jetzt verliere ich sie durch die Zunahmen. Die Zahl auf der Waage tut weh. Die Kontrolle beim Essen fehlt, die Kälte, Schwäche. Die Knochen stehen nicht mehr so weit raus. Ich verliere nicht nur sie, sondern auch mich selbst. Ich bin alleine, ohne Schutz, ohne Halt. Aber meinem Körper geht es besser. Das ist es, was alle anderen Menschen sehen wollen. Es ist egal, wie es meiner Seele dabei geht. Dass ich zerreiße. Dass ich verloren gehe. Magersucht ist für mich keine Krankheit. Sie ist das Netz, das stark genug ist, um mich zu fangen und zu halten. Aber solange die Zahl größer wird, sieht keiner, wie schwer das alles ist. Nur Frau Lego lächelt mich jede Woche an und sagt mir, dass sie stolz ist und dass ich meinen Zielen näher bin. Mittlerweile darf ich ein paar Mal alleine zur Schule gehen. Von meinen Zwischenzielen habe ich noch keins erlebt, weil Frau Winter im Moment keine Zeit hat und ich mich nicht mehr traue, wirklich zu schreien und meine Stimme zu hören. Frau Lego ist ein bisschen enttäuscht und will nach neuen Zielen suchen. Aber ich habe keine Ziele mehr. Ich weiß nicht mehr, was ich will und wofür ich mein Leben zurückwill.

Bin gefallen
Unbemerkt
Bin gefallen
Haltlos
Immer tiefer
Halt
Magersucht.

Ich sitze da und denke nicht,
kann mich nicht konzentrieren,
alles zieht vorbei,
was mach' ich nur falsch?

Ich fühle mich schwach,
kann kaum noch gehen,
kann nicht mehr laufen,
aber gehe meinen Weg.

Ich habe keine Kraft,
kann nicht mal mehr lächeln,
jede Bewegung, viel zu viel,
aber ich mach' alles mit.

Ich bin kaputt,
fühl' nichts außer Schwäche,
keine Angst mehr in mir,
vor nichts,
fühl' nur noch die Schwäche –
kann nicht mehr.

4. Splitter

Juni 2015; 10. Perzentile: 53 kg

Ich will kein Gramm mehr als die 10. Perzentile wiegen. Ich habe kein Gefühl mehr für meinen Körper. Es ist komisch, nicht mehr rund um die Uhr zu frieren. Verloren. Zerrissen. Verzerrt. Zerbrochen. Es ist Sommer, aber ich trage lange Hosen und Jacken, um meinen Körper vor den anderen Menschen zu verstecken. Meine Familie fährt zu Oma und Opa. Ich fühle mich schrecklich und dick in meinem Körper und weiß nicht, was ich anziehen soll. Ich suche weite Klamotten, unter denen ich mich verstecken kann, aber der Hass auf meinen Körper verschwindet dadurch nicht. Bei Oma steht so viel auf dem Tisch, dass ich mich erschlagen fühle. Sie sagt, dass ich dünn bin, aber ich will es nicht hören, weil es sich falsch anfühlt. Ich will nicht, dass jemand meinen Körper sieht. Obwohl ich diese Perzentile und Frau Legos Zielgewicht habe, bin ich so schwach. Die Treppe fällt mir so schwer und mir ist bei unserem Nachmittagsspaziergang schwindelig.

Ich stehe vor dem Spiegel und sehe mich nicht. Wie bei einem Wackelbild: kurz dick, kurz dünn. Ich spüre meine Knochen. Aber trotzdem fühle ich mich nicht dünn. Ich habe die letzten Kilos sehr schnell zugenommen, weil ich Hoffnung hatte, dass ich meine Zwischenziele dann doch noch erleben kann. Aber selbst jetzt sind alle Ziele weg. Ich würde meinen Körper sofort gegen die leichtere Variante eintauschen und mich nicht mehr von irgendwelchen Zielen täuschen lassen. Das

Einzige, was wirklich immer da war, wenn ich Halt gebraucht habe, war die Magersucht.

Magersucht
Suche nach mir
Leben und Hoffnung
Suche nach Träumen
Vertrauen und Halt
Suche nach Schutz
Sicherheit und Wärme.

Magerflucht
Flucht vor mir
Trauer und Leid
Flucht vor den Schmerzen
Narben und Tränen
Flucht vor Ängsten
Verletzungen,
dem Leben.

Zum ersten Mal seit der Magersucht darf ich wieder in den Schulsport. Eigentlich hat Frau Lego mir versprochen, dass der erste Sport, den ich wieder mache, Tanzen ist. Nicht der Schulsport, sondern etwas, das ich vor der Magersucht immer gern gemacht habe. Frau Winter hat gesagt, dass sie mich das erste Mal begleitet, aber jetzt hat sie keine Zeit, und alleine will ich nicht. Und jetzt ist mein nächstes Ziel verloren. Aber das Tanzen war eine meiner Hauptmotivationen fürs Zunehmen und jetzt muss ich in diesen Schulsport. Mit der Klasse in einer Sporthalle eingesperrt, in die Umkleide von *damals*. Alle werden sie beim Sport sehen, wie schwach ich bin und wie fremd mir mein Körper geworden ist. Ich weiß, dass ich es nicht in die Umkleide schaffe, weil dort die Erinnerungen zu stark sind und ich es seit damals nicht mehr schaffe, mich vor anderen Menschen umzuziehen. Ich ziehe mich in der Mittagspause alleine in der Toilette um. Ich sitze in meinen Sportklamotten im Unterricht, es ist mir egal, was die anderen denken. Nach Geschichte lasse ich mir Zeit. Jede Minute, die ich brauche, muss ich nicht in der Turnhalle verbringen. Ich wechsle vor dem Klassenzimmer meine Brille. Zum ersten Mal setze ich meine Sportbrille auf. Sie hat immer neben dem Zieleplakat gelegen; ich wollte sie das erste Mal zum Tanzen aufsetzen. Jetzt muss ich sie in der Schule tragen. Ich binde mir einen Pferdeschwanz und trinke nochmal. Ich weiß nicht, wie ich die Zeit noch länger totschlagen könnte. In mir steigt Panik auf und mein Herz rast. Ich zittere und Tränen steigen mir auf. Dann gehen die Bilder los. Ein riesiges Flashback[3] schlägt ein und ich weine los. Die Bilder machen mir Angst und ich zittere immer mehr. Als es besser wird, gehe ich ganz langsam zur Sporthalle und denke an Frau Lego. Wenn sie hier wäre, würde sie mich zum Sport in die Klasse schleifen. Aber sie ist nicht da und irgendwie weiß ich, dass ich es auch alleine hinkriegen kann.

---

[3] Flashback: starke Erinnerung. Das *damals* Erlebte kommt mit starken Gefühlen wieder hoch.

In mir Wunden, Narben,
Schmerzen,
versteckt unter Angst,
versteckt hinter einem Lächeln.
Niemand sieht,
wie verletzt ich bin,
wie kaputt.
Niemand versteht es,
steh' allein und einsam,
kämpfe meinen Weg,
falle,
suche Halt,
einsam, zerrissen,
verletzt, kaputt,
ohne Halt,
fallen.

Ich vermisse die Magersucht mit jedem Tag mehr. Ich bin einsam, verletzt, zerbrochen; aber mein Körper ist „gesund". Ich habe alles verloren, was ich hatte, alles, was ich war. Habe ich wirklich für mich gekämpft oder gegen mich? Irgendwie ist die Magersucht für mich nicht vorbei; ich esse wenig und habe dabei Schuldgefühle. Jeden Tag Angst, dass ich zunehme. Ich fühle mich dick und schwer. Ich bin nicht gesund. Ich weiß nicht, wie ich so dumm sein konnte, für die Zwischenziele zuzunehmen. Jetzt sitze ich da; ganz alleine und hilflos. In einem hässlichen Körper. In dem ich fremd bin und unglücklich.

Ich weiß nicht, was mich dazu bringt, am Nachmittag ins BKH zu kommen. Frau Lego hat spontan angerufen und gesagt, dass sie es gut finden würde, wenn ich in die neue DBT-Gruppe[4] bei Frau Hirte und Frau Stern gehen würde. Ich sitze neben ein paar fremden Mädchen im Wartezimmer, bis wir in einen länglichen Raum mit vielen Büchern an den Wänden gebracht werden. Wir sollen uns kurz vorstellen, aber keine von uns traut sich. Deswegen beginnt Frau Hirte und sagt, dass sie Frau Hirte heißt und uns helfen will. Dann müssen wir unsere Namen sagen. Dann stellt sich Frau Stern vor, die die Gruppe mit Frau Hirte zusammen leiten wird. Ich schaue mir die anderen Mädchen an. Die meisten haben vernarbte Arme. So richtig dünn ist niemand. Am Ende der Stunde meldet sich ein Mädchen neben mir, bevor wir unterschreiben: „Hier steht, dass ich für den Zeitraum der DBT mit der Selbstverletzung aufhöre. Was ist, wenn wir es nicht schaffen?" Frau Stern zögert: „Du unterschreibst, dass du dich ändern willst, okay? Wenn du unterschreibst, entscheidest du dich für einen neuen Weg." Das Mädchen mir gegenüber und ich schauen uns an. Aber irgendwie habe ich ein positives Gefühl. Zu unterschreiben, dass man es versucht, ist okay.

Dann schreiben wir jeweils auf ein Blatt Papier das, was uns belastet und zerreißt. Meine Worte, erschreckend

[4] DBT: Dialektisch-Behaviorale Therapie. Gruppentherapie, in der Patienten Fertigkeiten und Skills für belastende Situationen lernen.

viele, schmerzen mich. Und als ich mit dem Zettel in der Hand aus dem Krankenhaus komme, merke ich, wie meine Tränen laufen. Ich will mehr als die Lasten auf dem Zettel sein. Ich will mein Leben zurück. Aber das einzige, was ich habe, sind die Lasten auf dem Zettel.

Am nächsten Tag stehe ich in der Früh auf und bin extrem angespannt. Ich bin nichts anderes als die Lasten. Ich stehe im Bad vorm Spiegel und kann nicht mehr. Ich stehe weinend vorm Spiegel und kann einfach nicht mehr. Ich nehme die Nagelschere. Ich kann das Gefühlchaos aus Selbsthass, Einsamkeit und Verzweiflung nicht mehr ertragen und steche unter Tränen mit der Schere in mein Handgelenk. Es blutet und tut weh und mit jeder blutigen Träne distanziere ich mich von dem Druck in mir. Ich klebe ein Pflaster darüber und gehe aus dem Bad. Danach fühle ich mich ganz leer.

In der nächsten DBT lernen wir Skills[5], mit denen wir starke Gefühle und Emotionen besser aushalten und Flashbacks beenden können. In der Tischmitte steht eine Schachtel mit Bällen, Kaugummis und Zetteln. Ein paar andere Mädchen haben früher schon Skills gelernt, aber für mich ist alles noch neu. Wir probieren gemeinsam Brausetabletten und Kaugummis und brechen ein Röhrchen mit Ammoniak. Dann probieren wir Übungen, bei denen man sich zum Beispiel mit dem Rücken

---

[5] Skill: Hilfsmittel zum Abbau von Spannung bei besonders belastenden Gefühlen, zum Beispiel ein Stressball oder scharfe Kaugummi.

an die Wand lehnt und in die Hocke geht, bis es in den Muskeln brennt. Es macht eigentlich sogar ein bisschen Spaß, das alles in der Gruppe auszuprobieren, auch wenn die Übungen für schwierige Situationen gedacht sind, in denen die Übungen keinen Spaß mehr machen werden. Als wir am Ende wieder sitzen, dürfen wir selbst noch Skills vorschlagen. Ein Mädchen erzählt mir beim Rausgehen, dass sie die komplette Liste an Skills, die wir auch heute bekommen haben, ausprobieren musste, als sie auf Station war. Wir schauen gemeinsam auf die Liste und müssen lachen. Ein paar Vorschläge sind echt seltsam. Aber als ich danach alleine zu meiner Bushaltestelle gehe, habe ich das Gefühl, dass mir heute wirklich auch etwas Hilfreiches an die Hand gegeben wurde.

Nach der Schule wollen Frau Winter und Herr Berger mit mir reden und wir essen gemeinsam an der Isar. Frau Winter merkt irgendwann, dass ich mein Handgelenk verdecke und fragt mich, ob ich mich geritzt habe. Ich kann es selbst nicht ganz realisieren, aber ich spüre meine Wunde und weiß, dass ich mich geschnitten habe. Sie sind schockiert und Herr Berger hält mir einen Vortrag, was gut an mir und meinem Leben ist. Ich muss versprechen, mich nie mehr zu schneiden. Ich verspreche es und meine es wirklich so, aber irgendwie habe ich ein komisches Gefühl dabei, weil es ein sehr großes Versprechen ist. Herrn Bergers Worte tun mir gut und geben mir Kraft. Alles, was er aufzählt, legt sich wie ein Verband auf meine Narben und für den Moment ist alles okay.

Wie ein Reh
Auf Stelzen
Wie Spinnenbeine
dünn

Wie der Rücken
Eines Dinosauriers
Erschreckend
Knochig.

Wie ein Schmetterling
So zart
Wie ein Flügelschlag
Zerbrechlich.
Wie ein Strich
Fast unsichtbar
Zu mager
Um zu leben.

Am nächsten Tag komme ich zu Frau Lego und sie sieht sich meine Narbe an. Ich hätte noch am selben Tag kommen sollen, dann hätte sie jemand zugezogen. Jetzt ist es zu spät, die Narbe wird bleiben. Ich weine immer mehr und sie tröstet mich ganz ruhig und sagt, dass sie meine Schmerzen sieht und dass sie mir helfen will und da ist, und dass ich nicht schuld an damals bin. Als sie mich beruhigt hat, reden wir über die DBT. Ich habe Skills gelernt, um Schmerzen und Druck absenken zu können. Frau Lego sagt, dass es wichtig ist, dass ich

auf mich aufpasse. Und dass sie auf mich aufpassen wird. Damit ich mich nie mehr schneide.
Dann reden wir über den Familienurlaub und ich sage ihr, wie viel Angst ich davor habe. Ich will lieber zu Frau Lego zur Therapie kommen als wegzufahren. „Nimm die Waage bitte mit!" – „Es ist aber nicht normal …" – „Dein Gewicht ist nicht normal mit deinen 53 oder 52 kg." – „Ich bin nicht normal." – „Ach komm, schlimmer wäre es, wenn du dein Bett mitnehmen müsstest, weil du in keinem anderen schlafen könntest. Es ist nur die Waage!" Mein Leben ist eine Waage. Ich bin die Zahl auf der Waage. Irgendwie weiß ich jetzt schon, dass ich mein Gewicht nicht halten werde. Ich finde es schwierig, so lange mit meiner Familie unterwegs zu sein, immer zusammen zu essen. Frau Lego wird weg sein und ich weiß, dass danach die Schule wieder losgeht. Und das Einzige, was für mich da sein wird in den nächsten Wochen, wird die Magersucht sein.

Geht alle weg von hier,
dunkle, schwarze Schatten,
beengend, bedrohlich, verletzend,
seht ihr denn nicht,
dass ich schon kaputt bin,
leide unter den Wunden.

Geht alle weg hier,
dunkle, schwarze Schatten,
hab so viel Angst,

riesengroß und schwer,
so verschreckt,
sehe keine Sonne mehr.

Geht weg hier,
dunkle, schwarze Schatten,
hab so viele Narben,
tut alles so weh,
quält mich durch mein Leben,
kann nicht mehr.

5. Haltlos

August 2015: 50 kg

Ich verstecke die Tränen, die ab und an leise fließen und skille mit einem Stressball und Chilischoten. Die Fahrt dauert ewig, bis wir in Italien sind. Ich packe meine Tasche aus, aber ich will eigentlich gar nicht. Mama sieht nach mir, ob ich auspacke oder nur auf meinem Bett sitze. Auspacken fühlt sich an, als wäre unser Aufenthalt hier ewig. Wenn die Sachen in meiner Tasche bleiben, kann ich mir wenigstens einreden, dass ich hier nicht lange bleibe.
Ich wiege mich am zweiten Morgen. 50,3 kg. Mit diesem Gewicht dürfte ich theoretisch nicht mehr als an zwei Tagen pro Woche 30 Minuten spazieren gehen.
Wir fahren den Berg runter. Lauter Bäume und einsame Hütten ziehen am Fenster vorbei. Am Strand gehe ich alleine spazieren. Ich trage eine lange Jeans und eine

Jacke, obwohl es über 30° hat, aber ich schäme mich so für meinen Körper und fühle mich fremd in mir. Ich esse den ganzen Tag über außer einem halben Müsli und einer Kugel Eis nichts. Ich fühle mich verloren und wie ein Außenseiter. Ich kann nicht unbeschwert sein und mit ihnen essen und lachen. Und es fällt mir schwer zu vertrauen, weil meine Familie mich *damals* nicht beschützen konnte. Frau Lego war die Einzige, die auf mich aufpassen konnte, aber jetzt bin ich für zwei Wochen auf mich alleine gestellt.

49,8 kg: Ich hasse mich so. Ich will hier nur noch weg. Ich fühle mich so schrecklich hier. Ich will Schmerzen fühlen, um es auszuhalten. Ich will mich nicht im Spiegel sehen. Dunkle Schatten unter den Augen, blass, dick. Meine Familie bleibt beim Pool am Haus. Ich kann nicht mehr und gehe den Berg runter, bis mein Handy Empfang hat. Ich rufe im BKH an und bekomme Telefonhilfe. Die Frau ist sehr ruhig und obwohl ich nicht viel sage, gibt sie mir das Gefühl, dass sie mich versteht. Wir machen gemeinsam einen Skill, mit dem ich die Flashbacks, die ich nachts habe, unterbrechen kann. Dann sagt sie mir, dass ich es schaffen kann. Den Satz habe ich schon zu lange nicht mehr gehört. Sie sagt, dass es okay ist, wenn ich im Moment Probleme habe zu essen, aber dass ich versuchen soll, zumindest nicht noch weiter abzufallen als jetzt. Sie sagt, dass ich mir keinen Druck machen soll, jetzt auch noch zuzunehmen, wenn ich gerade zerreiße. Aber dass ich es halten

soll und versuchen soll, so gut es geht, bei meinem aktuellen Gewicht zu bleiben. Ich soll die Natur beobachten und Dinge sammeln und positiv denken. Ich steige den Berg wieder nach oben und schaue die Bäume an. Meine Beine sind wacklig und mir ist schwindelig. Oben sehe ich meine Familie beim Ballspielen und ich fühle mich noch einsamer und gehe ins Haus.
Am Abend gehe ich unter die Dusche. Ich hasse meinen Körper. Ich bin so einsam hier. Ich verliere mich. Ich friere, als ich fertig geduscht habe und wickle mir ein Handtuch um. Im Radio singt Linkin Park „Castle of Glass“ und ich sehe mich im Spiegel; ein dickes Mädchen, das weint. Ich strecke langsam die Hand nach dem Mädchen im Spiegel aus, weil sie so fremd aussieht. Ich berühre den Spiegel und zucke dann zurück. Ich sehe die Nagelschere vor mir neben dem Waschbecken liegen. Papa ruft, dass es Abendessen gibt und ich setze ich mich auf den Boden. Ich kann nichts essen. Ich kann ihn nicht sehen und ihm sagen, dass ich keinen Hunger habe. Dann steche ich in meine Narbe. Ich steche sie wieder auf. Als es richtig weh tut, kann ich damit aufhören. Im Radio kommt „Strong“. Ich stehe auf, ziehe mich an und trockne mir die Haare. In mir ist immer noch enormer Selbsthass, aber der Druck ist weniger stark und stechend in meiner Seele. Als ich aus dem Bad komme, ist alles dunkel und leise. Ich gehe ins Bett und höre Musik. Mein nächster Gedanke ist der, dass ich doch Skills gehabt hätte. „Ein Babyfoto ansehen und sich vorstellen, das Baby zu schneiden“, höre ich die Stimmen aus der DBT-Gruppe und bei dem Gedanken

muss ich weinen. Wie konnte ich gerade dem Baby weh tun?

Verloren
Wer ich bin
Zerrissen
An den Scherben
Geschwächt
Durch die kalte Zeit
Rote Narben
Durchziehen mich
Verdecken meine Knochen
Zersplitter
Vor dem Spiegel
So fremd weit weg von mir
Zeigt die fremde Hülle
Aber nie den ganzen Schmerz
Versteck mich
Hinter Mauern
Sehne mich nach Halt
Auf der Suche nach der Löwin

Ich wiege nach dem Urlaub 48,0 kg. Ich bin so verletzt, ich kann nicht mehr zunehmen. Es kostet mich unheimlich viel Kraft, dagegenzuhalten und nicht weiter als unter die 48 zu rutschen. Und auch das nur, damit Frau Lego mich den Schulweg gehen lässt.

„Umgang mit Gefühlen". Die Gruppe zeigt mir, was sie gemacht haben, als ich im Urlaub war. Sie haben über

Gefühle geredet und wie sie auf starke Gefühle reagieren. Sie zeigen mir einen Flipchart, auf dem sie alle Gefühle gesammelt haben, die sie kennen. Da stehen in Rot Worte wie „Schuld“, „Panik“, „Schmerzen“, „Trauer“, „Selbsthass“ und „Hilflos“. Alles ist voll von roten Worten. Ich starre auf das Plakat. Ganz unten steht in Grün „Liebe“ und oben in einer Ecke „Stolz“. Ich zittere, als ich merke, wie rot alles ist und wie sehr ich die Gefühle kenne. Das einzige, was fehlt, sind Flashbacks und „Verloren“. Aber ich sage nichts. Es ist traurig, dass nur zwei positive Gefühle dastehen, aber irgendwie stimmt es ja auch. Ich starre den Flipchart an und Frau Hirte fragt, ob sie noch was ergänzen soll. Ich schüttle meinen Kopf. Dann soll jede überlegen, welche Gefühle auf dem Flipchart sie besonders intensiv kennt und in welcher Situation. Ich denke über meine Gefühle nach und wähle Panik, Einsamkeit, Verletztheit, Trauer, Selbsthass. Ich denke darüber nach und Tränen steigen mir in die Augen. Ich sitze die ganze Stunde nur da und wünsche mir, dass Frau Lego kommt. Irgendwie sehe ich die Anderen jetzt mit anderen Augen. Sie sind nicht irgendwie gestört. Am Anfang dachte ich, wir wären alle gestört. Aber keins von den anderen Mädchen ist gestört. Sie sind unglaublich verletzt worden. Sie können nichts dafür. Sie haben genauso Schmerzen wie ich. Sie sind alle zerbrechlich. Und alle sind sie stark. Und diese Menschen, die durch die Stadt gehen, lachen, leben, diese Menschen, die uns allen weh getan haben, werden nie einsehen, wie schlimm es war und dass sie schuld sind. Und hier sitzt eine Gruppe zerbrochener

Mädchen, die jetzt wegen den Fehlern anderer kämpfen muss. Ein Mädchen gegenüber lächelt mich an, aber ich kann nicht. Ich will nicht glauben, wie viele gemeine Menschen da draußen rumlaufen und dass wir alle so sehr verletzt wurden, dass wir uns jetzt selbst weh tun.

Großer, fremder Körper,
riesengroße Hülle,
hässlich und unscheinbar
verdeckst meine Seele,
weinend und zerbrochen
liegt sie tief in dir.
Doch du bist eine Maske,
lachendes Gesicht,
fröhlich und so glücklich,
versteckst meine Seele,
weinend und zerbrochen
liegt sie hinter dir.

Großer, schwerer Eisberg,
eisiges Gebilde,
weinend und zerbrochen,
bist meine Seele,
tief innen voller Narben,
außen voller Eis.

In der DBT fangen wir mit einer Achtsamkeitsübung an, aber ich kann mich nicht auf meinen Atem konzentrieren und spüre nur ein Stechen in mir und Bilder aus der Schule. Bei der Feedbackrunde nach der Übung heule ich fast. Das Mädchen neben mir sagt, dass es ihm heute zu viel ist. Sie geht nach Hause und ich würde am liebsten auch gehen. Aber ich traue mich nicht. Wir besprechen unsere Hausaufgabe. Ich bin die Einzige, die sie gemacht hat. Deswegen wird nur über meine gesprochen. Frau Stern lässt mich nicht los und ich muss alles erzählen. Sie schreibt meine Erfahrungen, Interpretationen, Folgegefühle, Gedanken und Reaktionen zur Emotion „Panik" auf den Flipchart. Keine aus der Gruppe lacht über meine Schmerzen. Sie sagen, dass sie mich verstehen und wie sehr sie verletzt wären und wie ich das Gefühl vielleicht besser aushalten und die Flashbacks beenden kann. Dann lernen wir neue Skills. Frau Stern bezieht die Erklärungen für diese Skills auf meine Probleme, die sie jetzt ja sowieso schon auf dem Flipchart hat. Alle gehen sehr vorsichtig mit meinen Scherben um, aber es ist trotzdem schwer, weil ich das erste Mal in der Gruppe richtig offen war.

6. Verloren

September 2015: 48 kg

Ich gehe an das neue Klassenzimmer und setze mich vor der Tür auf den Boden. Um 8 Uhr wird aufgesperrt und wir gehen ins Klassenzimmer. Meine neue Klassenlehrerin gibt uns unseren Stundenplan. Ich gehe ganz langsam mit meiner Skillstasche aus der Klasse. Ich renne 10 Minuten immer wieder vom Erdgeschoss ins 3. Stockwerk und zurück. Ich zwinge mich wieder in die Klasse und knete einen Ball in den Händen. Die Wörter in der Klasse ziehen an mir vorbei. Beim Klingeln bin ich als Erste draußen. Ich höre Musik und gehe ich immer weiter – bis zu Frau Lego.

Frau Lego hat gemerkt, wie sehr ich unter den Flashbacks leide und wie sehr mich die Vergangenheit belastet. „Es ist ganz einfach, du hast ein Trauma." Ich schaue Frau Lego an. „Weißt du, was ein Trauma ist?", fragt sie. „Ein Trauma verändert einen Menschen so, dass er wegen seiner Vergangenheit nicht mehr normal weiterleben kann?", antworte ich. „Ja, ungefähr. Wir sagen, dass man in seinem Weltbild erschüttert wurde", erklärt sie. „Kann ich überhaupt irgendwann wieder normal leben?", frage ich. „Ich weiß es nicht; jeder Mensch geht anders mit seinem Trauma um und verarbeitet es anders. Aber ganz so wie davor wird es wahrscheinlich nicht mehr werden." Ich frage: „Macht es überhaupt noch Sinn, wenn ich hierbleibe? Oder soll ich aufgeben und in eine Klinik oder WG ziehen?" – „Manchmal ist es sinnvoll, das Umfeld zu verlassen. Es ist ein Versuch, aus dem Trauma das Beste zu machen." – „Aber ich werde mir irgendwann vielleicht Vorwürfe machen, wenn ich gehe und dadurch verloren habe. Die Leute von damals hätten es dann endgültig geschafft." – „Laura, du musst es im Prinzip selbst entscheiden. Alles hat zwei Seiten. Du musst es sowieso nicht jetzt entscheiden, das Aufnahmegewicht für die WG im Allgäu ist bei der 10. Perzentile und davon bist du im Moment noch sehr weit weg. Bis dahin kannst du es dir ja überlegen." „Aber wäre eine WG das Richtige für mich?", frage ich. „Ich bin mir nicht sicher. Du vertraust anderen Menschen fast gar nicht, aber wenn dann mal jemand dein Vertrauen hat, kann er dich leicht ziehen – in beide Richtungen, nach oben oder unten. Du könntest einem Mädchen vertrauen, das dich hochzieht. Wenn es schiefläuft, zieht sie dich aber runter und du gehst unter. Ich weiß nicht, welche Mädchen du treffen würdest und ob du einem vertrauen würdest. Es könnte sicher guttun, wenn du jemandem vertrauen und über alles reden kannst. Und oft verstehen sich Mädchen mit ähnlichen Schicksalen sehr gut, weil sie dadurch verbunden sind. Es kann dir schon guttun, aber es kann auch richtig schieflaufen. Du weißt selbst, wie sehr die DBT dich manchmal belastet." Sie schlägt mir vorm Abschied vor, etwas an mir zu verändern, unabhängig von meinem Gewicht. Aber ich will mich nicht schminken oder mir die Haare färben. Ich bin nur eine wertlose Hülle. Unsichtbar.

Am Abend ist die Geburtstagsfeier von zwei Freundinnen. Wir treffen uns bei einem Italiener und essen Pizza. Ich weiß von Antonia und Sarah, dass ihre Freundin Maja, die sie auch eingeladen haben, Probleme mit dem Essen hat. Keine von den Mädchen weiß es von mir; ich traue mich nicht, es zu sagen. Dann müsste ich sagen, dass ich in Therapie bin. Und dann würden sie mich vielleicht ablehnen. Vielleicht würden sie nicht verstehen, dass ich die Magersucht nicht so einfach loslassen kann. Dass es nicht mehr geht, wenn die Magersucht stärker ist als man selbst. Wenn man sich verloren hat und zerbrochen ist. Wenn man weg ist und nur noch sie da ist und alles regelt. Wenn sie mit einem wie auf Flügeln über allem fliegt und man sich nicht mehr loslassen kann. Beim Essen sitzt Maja mir gegenüber. Wir schauen uns an, ohne zu reden. Es ist so unbeschreiblich. Wir kennen uns gar nicht, aber ich spüre nicht nur meine Anspannung, sondern auch ihre. In dem Moment, in dem wir uns ansehen, verstehe ich Frau Legos Worte. Ich weiß, was sie mit dem Runterziehen gemeint hat. Maja und ich tun es gerade – ohne Worte, ohne Vertrauen. Wir essen beide. Ich esse für Antonia und Sarah, aber jeder Bissen ist ein Kampf mit mir selbst. Mit jedem Bissen rückt die Magersucht ein kleines Stück von mir ab. Ich werde einsamer und verletzter. Die Magersucht will nicht, dass ich esse. Sie lässt mich fallen, wenn ich es trotzdem tue. Und dann bin ich ganz alleine.

Spiele euch ein Lächeln vor,
doch die Seele weint,
lache immer mit mit euch,
weine nur für mich.
Mir geht es gut.

Lauf‘ unscheinbar durch diese Welt,
pass‘ mich allen an,
innerlich zerbrech‘ ich mich,
quäl‘ mich durch mein Leben.
Mir geht es gut.

Tu‘, als wär‘ ich glücklich,
verstecke meine Wunden,
schirm‘ jede Narbe vor euch ab,
fühle tiefe Schmerzen.
Mir geht es gut.

Leb‘ in eurer Welt,
bau‘ mir meine Mauer,
lasse nichts und niemand durch,
vereinsame dahinter.
Mir geht es gut.
Weine bittre Tränen,
fühle all den Schmerz,
so verletzt,
kann nicht mehr.
Doch, mir geht es gut.

Als ich am nächsten Tag im Wartezimmer sitze, beginne ich fast zu weinen. Irgendwann holt mich Frau Lego und sagt, dass ich nicht gut aussehe. Traurig und mager. Da fange ich zu weinen an und Frau Lego sucht mir ein Taschentuch. Dass sie einfach nur für mich da ist, tut mir noch mehr weh. Ich bräuchte so etwas viel öfter, vor allem in den letzten Wochen hätte ich es so gebraucht, dass einfach mal jemand für mich da ist. Weil ich nichts sage und nur still weine, redet Frau Lego. „In der Akte aus der DBT steht sonst immer, dass du mitgearbeitet und dich eingebracht hast. Diese Woche steht da „passiv, zurückgezogen und still“ hinter deinem Namen. Laura, was ist los?“ Ich erzähle, wie der Urlaub war, von meinen Ängsten und der Einsamkeit. Und von den Flashbacks in den Nächten. Nur vom Schneiden sage ich nichts. „Ich bin gestört." – „Laura, du bist nicht gestört." – „Doch. Sonst wäre ich nicht hier und mein Leben wäre ein anderes." – „Du bist gestört *worden* von anderen Menschen. Du bist zerbrochen worden. So wie die anderen Mädchen, die in der DBT sind, auch. Jeder hier hat seine Geschichte. Oder würdest du sagen, dass ein Mädchen, das von ihrem Freund geschlagen wurde, etwas dafür kann, dass es geschlagen wurde und jetzt noch daran leiden muss?" – „Nein. Bei ihr nicht." – „Aber bei dir dann schon? Ihr seid beide verletzt worden und müsst jetzt mit den Folgen leben. Beide seid ihr angegriffen worden. Und du sagst selbst, dass das andere Mädchen nicht gestört, sondern verletzt worden ist. Du kannst es bei dir nicht sehen. Aber du bist weder krank noch gestört oder wie auch immer. Du bist unglaublich stark verletzt worden. Von anderen Menschen." Dann ist die Stunde beinahe vorbei. Zeit für meine Freundin und Feindin; Waage. Ich hab vorher zwei Flaschen Wasser getrunken. Aber trotzdem habe ich Angst, was sie mir heute verbieten wird. 49,0. Frau Lego will mir den Schulweg streichen. „Nein! Bitte, bitte, bitte!", flehe ich sie an. „Warum?", fragt Frau Lego. „Dann ist es wenigstens ein bisschen leichter, zur Schule zu kommen." – „Warum?", fragt sie wieder. „Weil ich nicht den Zwang habe, dorthin zu müssen, wenn meine Füße mich hinbringen und nicht meine Eltern im Auto. Weil ich mich beim Gehen halbwegs ablenken kann. Weil …" Sie lenkt ein: „Okay, am Dienstag darfst du, aber für die anderen Tage verbiete ich es dir. Deal?" Wir verhandeln weiter: Wenn ich am Montag 49,5 wiege, darf ich die ganze Woche gehen. „Aus ärztlicher Sicht darf ich es dir eigentlich nicht vor der 10. Perzentile erlauben. Aber wenn es dir hilft und du dann in die Schule gehst …" Ich unterbreche sie und bedanke mich. „Deal?" – „Deal." Ich weiß, dass ich nie im Leben am Montag dieses Gewicht haben werde. Aber wenn ich ganz viel trinke, bringe ich das Gewicht in der nächsten Therapie auf die Waage und dann ist alles gut.

Ich bin nicht mehr ich,
meine Augen ohne Ausdruck,
meine Lippen ausgetrocknet,
meine Haut ohne Farbe.
Nichts außer Knochen.

Mein Herz schlägt langsam,
mein Kopf denkt nicht mehr,
mein Körper friert,
kann mich nicht bewegen.
Nichts außer Schwäche.

Ich bin zerstört,
Scherben in einer kaputten Hülle,
ich liege am Boden,
siehst du es nicht.
Nichts außer Scherben.

7. Absturz

Oktober 2015: 46 kg

Ich hatte heute in der Schule Flashbacks und habe mir als Skill Steine in die Schuhe gelegt. Vor dem Krankenhaus nehme ich die Steine wieder aus meinen Schuhen. Ich will nicht, dass Frau Lego weiß, dass es heute schwierig war. Ich bin einfach nur erleichtert, dass sie jetzt für mich da ist. Mir geht es schlecht, aber ich weiß, dass sie jetzt für mich da sein wird. Frau Lego redet heute noch mehr als sonst. Es ist echt extrem viel. Ich komme gar nicht zu Wort und kann ihr nicht mehr folgen. Es ist schon 15.58 Uhr und sie stellt mich immer noch nicht auf die Waage. Sie ist immer noch am Reden. Ich habe in den ganzen 60 Minuten keine 5 Sätze gesagt. „Laura …“, sagt Frau Lego jetzt. „Ich muss dich noch wiegen“, denke ich. „Laura, ich muss dir noch was sagen.“ Mit so einem Satz habe ich nicht gerechnet. „Für mich ist es gut, dir wird es nicht gefallen.“

Hängt sie hier bis zum nächsten Mal einen Spiegel auf, wie sie es mal angedroht hat? Muss ich wieder Blut abnehmen lassen? Will sie wieder verhandeln, dass ich zunehmen muss?

„Ich bin schwanger.“

Keine Reaktion.

„Laura, ich bin schwanger.“

Alles dreht sich.

„Weißt du, was das heißt?“

Alles wird dunkel.

„Ich bekomme ein Kind.“

Ich fühle nichts.

„Laura, du kannst bald nicht mehr zu mir kommen."
Jetzt heule ich.
Sie holt ein Taschentuch.
Alles dreht sich. Nein. Sie kann nicht gehen.
„Laura, ich werde eine perfekte Übergabe mit dir machen. Alles wird gut!"
Es gibt keine „perfekte Übergabe".
„Ich werde jemanden ganz Tolles für dich finden."
Nein.
„Wie wäre es mit Frau Stern?"
Ich schluchze. „Kannst du es dir vorstellen?" Nein. „Vielleicht. Aber sie hat bestimmt keine Zeit mehr für mich." – „Das weiß man nie. Patienten kommen und gehen. Ich frage sie bis zum nächsten Mal, okay?" Ich sage nichts, sondern heule nur noch. „Ich habe ein Foto von meinem ersten Kind dabei, willst du es sehen?" – „Nein." Ich heule immer mehr. „Umarmen?", fragt Frau Lego. Ich bleibe weinend sitzen. Sie kommt zu mir und umarmt mich. Ich wollte seit *damals* so gerne ein Mal in den Arm genommen werden. Aber nicht deswegen. Irgendwann lässt sie mich langsam los. „Wenn ich todkrank wäre, wenn ich sterben würden, DANN würde ich es schön finden, wenn sich jemand um mich sorgt und trauert. Aber mir geht es gut, okay?!" Ich weine wieder stärker.
„Laura, ich muss dich noch wiegen." – „Nein." – „Doch." – „Nein." – „Doch." – „Nicht schimpfen", heule ich. „Vielleicht." – „Bitte nicht. Nicht heute." – „Muss ich schimpfen?" – „Keine Ahnung." – „Jetzt schauen wir doch erst. Komm." Sie baut die Waage auf

und ich ziehe mich weinend aus und stelle mich auf die Waage. Ich wiege weniger als letzte Woche. Aber Frau Lego schimpft nicht. „Wie viel trinkst du am Tag? Wie viel hast du heute schon getrunken?“ Leise sage ich: „Weniger als einen halben Liter.“ Heute habe ich nicht geschummelt und keine 2 Liter davor getrunken. Mir war viel zu komisch von den Flashbacks. „Ab nach Hause und TRINKEN!“ Nein. Ich will sie nicht verlieren. Ich weine. Alles dreht sich. „Ich überlege mir bis nächste Woche was für dich. Und du schreibst mir bitte eine Liste, wie du dich sehen willst und wie du sein willst.“ Ich gehe heulend aus dem Krankenhaus durch die Stadt. Nichts erreicht mich. Alles ist verzerrt. Ich spüre keine Kälte mehr, alles ist egal.

Einen Monat später sitze ich weinend vor Frau Lego und kann immer noch nicht glauben, dass sie gehen wird. Wir sind in meiner Schule, weil wir davor ein Gespräch mit meiner Klassenlehrerin hatten. „War es schlimm?“, fragt Frau Lego. „Ja.“ – „Warum findest du das?“ – „Weil sie anders war. Sie ist immer kalt zu mir und jetzt war sie so lieb.“ – „Ich habe davor auch schon mit ihr telefoniert und ich hatte auch einen kälteren Eindruck von ihr als jetzt gerade. Aber das Wichtigste ist doch, dass wir es jetzt geschafft haben und das mit den Skills im Unterricht geregelt haben.“ Ich wische meine Tränen weg. „Was ist denn los?“ – „Am Montag habe ich mit einem Mädchen aus der DBT geredet und in dem Moment hat es echt gutgetan. Aber danach ...“

Meine Stimme bricht ab. „Worüber habt ihr denn geredet?“, fragt Frau Lego. „Essen, nicht essen, Therapie, schlimme Menschen, Borderline und sie hat gesagt, dass wir gestört sind“, antworte ich. „Es war eigentlich klar, dass irgendwann mal so ein Gespräch kommen wird.“ – „Bin ich gestört?“, frage ich. „Findest du dich gestört?“ – „Ich weiß es nicht“, flüstere ich. „Und die anderen Mädchen aus der DBT, sind die auch gestört?“, fragt Frau Lego. „Nein, auf keinen Fall! Die haben doch eine schwere Vergangenheit“, erwidere ich. „Aber du bist dann schon gestört, oder wie? Laura, du bist nicht gestört! Wenn du es so willst: Du bist gestört – gestört WORDEN während deinem Leben“, sagt Frau Lego. „Ich kann es nicht so sehen.“ Meine Stimme wird zu leise, um weiter zu reden. „Ein Mädchen, das jede Woche mit einem anderen Jungen schläft, ist vielleicht gestört. Aber du nicht!“, redet Frau Lego weiter. „Wir haben über Borderline geredet. Habe ich Borderline?“, frage ich. „Ich weiß nicht, ob …“ Sie bricht ab. „Habe ich Borderline?“, frage ich nochmal. „Laura, du hast Symptome, einige. Aber die Diagnose geben Ärzte erst, wenn du 18 bist. Du hast Symptome davon, aber noch nicht alle. Vielleicht entwickelst du sie, bis du 18 bist. Ich weiß nicht, ob du Borderline hast. Du hast Symptome, okay?“, erklärt sie. Und in zwei Jahren bekomme ich dann meine Diagnose? „Du hast auf jeden Fall eine posttraumatische Belastungsstörung, das kann ich dir jetzt schon sagen. Aber man kann damit leben. Sie sitzt bei dir vielleicht sehr tief, – aber es geht“, fährt sie fort. Ich will nicht mehr darüber sprechen. „Kann ich Ihnen noch die Schule zeigen, wenn Sie schon hier sind?“, frage ich. „Unbedingt!“ Sie lächelt. Ich zeige ihr mein jetziges Klassenzimmer und den Pausenhof. Ich fühle mich stark, als sie neben mir durch die Flure geht. Sie würde mich beschützen, wenn mir jemand weh tun würde. „Am 26. November ist mein letzter Tag“, sagt sie auf ein Mal. Es ist wie ein Schlag und ich sage nichts dazu. Wir gehen schweigend aus der Schule und zu ihrem Auto und verabschieden uns. Dann gehe ich alleine weiter und schaue meinen Körper in einem Spiegel an. Ich habe dann nur noch mich selbst, wenn sie weg ist. Ein zerbrochenes Mädchen, das sich gerade selber wieder verliert und an die Magersucht klammert.

Ich stehe auf, frühstücke und sage, dass ich nicht in die Schule möchte. Ich will Frau Lego anrufen und fühle mich schwindelig, kalt und schwach. Um 8 Uhr erreiche ich sie am Telefon. Sie motiviert mich zu essen und sagt, dass es gefährlich ist für mein Herz und dass mein körperlicher Zustand gar nicht gut ist. Wenn es mir nicht besser geht, muss ich dableiben. Ich lege wieder auf und weine, weil ich so hilflos bin. Mir ist kalt. Ich baue ein Puzzle und höre Musik, um mich abzulenken. Frau Lego hat gesagt, dass sie an mich glaubt. Aber ich glaube nicht mehr an mich. Frau Lego hat gesagt, dass ich nicht aufhören soll zu kämpfen. Aber gegen was soll ich kämpfen? Wenn ich gegen die Magersucht kämpfe, kämpfe ich gegen alles, was ich habe. Ich kann gar nicht mehr kämpfen. Ich bin irgendwo in mir unter der Magersucht vergraben. Ich schalte den Fernseher ein und schlafe dabei ein. Als ich wieder aufwache und die Augen öffne, weine ich und Mama steht neben mir. Sie will sich zu mir legen, aber ich will lieber alleine bleiben. Sie sagt, dass ich irgendetwas machen soll. Als sie das sagt, denke ich ans Sterben und meine Schwäche. Ihr Wunsch, dass ich mich beschäftigen soll, ist so, als würden wir alle wissen, dass ich bald sterbe, und als würde sie nicht wollen, dass ich in meinen letzten Tagen nur weinend und zitternd herumliege. Ich stehe langsam auf und backe Hundekekse für Lucy. Als sie im Ofen sind, setze ich mich auf den Boden und muss wieder weinen. Lucy stellt sich vor mich und leckt die Tränen ab, bis ich fast lache. Ich schaue sie an, sie legt ihre Pfote auf mein Knie und mir wird warm ums Herz. Mama steht im Türrahmen und ich sehe, wie viel Angst sie um mich hat. Aber ich kann nichts zu ihr sagen. Ich kann ihr nicht sagen, dass ich es schaffe, und ich kann nicht mehr als einen halben Teller Suppe essen. Nachdem ich die Kekse aus dem Ofen geholt habe, gehe ich ins Bett. Ich wache auf, als es dunkel ist. Mein Herz rast so schnell, ich bin ganz schwach. Mir ist so schlecht, ich würge und habe keine Kraft, mich aufzusetzen. Ich rufe verzweifelt um Hilfe. Irgendwann kommt Mama und packt mich auf. Ich kippe zur Seite weg, als ich sitze und sie hält mich am Arm fest. „Wir müssen ins Krankenhaus, es geht um dein Leben." – „Nein … schlecht." Sie holt mir eine Schüssel und ich übergebe mich. „Kann ich Tee haben?" Ich trinke ganz langsam eine Tasse. „Ich hasse mich so", flüstere ich leise. „Weil ich mir das alles antue", denke ich. Ich bin viel zu schwach, um noch länger die Augen aufzuhalten. Ich glaube, ich muss diese Nacht sterben. Ich habe keine Angst davor, ich will nur noch, dass die Schmerzen aufhören.

Am nächsten Morgen ist mir schwindelig. Ich esse weinend mein Müsli, weil ich mich so einsam und verzweifelt fühle. Mama will mich ins Krankenhaus bringen, weil ich so schwach bin. Aber ich weigere mich und sage, dass es mir besser als gestern geht. Innerlich denke ich, dass ich nur deshalb nicht ins Krankenhaus will, weil ich zu schwach für die Gespräche und Untersuchungen dort bin. Im Radio läuft „Wie schön du bist" und Mama sagt, dass sie bei dem Lied immer an mich denkt. Das gibt mir irgendwie den Rest und ich fange an zu weinen und will in mein Bett zurück. „Warum kannst du dich nicht so sehen, wie ich dich sehe? Du bist so schön, so wie du bist." – Ich starre auf das winzige Stück Brot vor mir und schiebe es weg. Ich schaffe es nicht.

Oktober 2015: 45 kg
Mama fährt mich ins Bezirkskrankenhaus, weil ich so blass und schwach bin. Auf der Fahrt kommt im Radio wieder das Lied „Wie schön du bist" und ich schalte es ab. Ich fühle mich schrecklich und will dieses Lied nicht hören. Alles am Fenster zieht an mir vorbei und eine Träne tropft auf meine Beine.
Nach 40 Minuten kommen zwei Frauen und nehmen mich mit. Sie wiegen mich in einem kleinen Zimmer.

Die beiden Ärztinnen rechnen mit meinem BMI und reden danach mit mir über die Station. Ich darf vorerst nicht mal auf dieser Station bleiben, bis nicht geprüft wurde, ob mein Herz noch okay ist. Der Chefarzt kommt dazu und sagt, dass ich doch nicht so dumm sein kann, zu sterben. Dass mein Körper und mein Herz vielleicht auch geschädigt sind. Er möchte Herzaufnahmen vom Kinderkrankenhaus. Er sagt, dass er nicht glaubt, dass ich es schaffe. Und dass ich zu 30% sterbe. Ich sitze da und höre alles, aber ich fühle nichts bei seinen Worten. Ich stehe angeblich kurz vor dem Tod. In dieser Woche kann alles vorbei sein, mein Leben und ich. „Mach dir nicht dein Leben kaputt! Man kann doch gar nicht so blöd sein, sich so zu zerstören! Zu sterben! Was geht nur in diesen Mädchen vor, dass sie sich so angreifen?! Leb dein Leben!“ Dann geht er wieder und schickt mich ins Kinderkrankenhaus. Er will mein Herz in einem anderen Krankenhaus prüfen lassen. Eigentlich müsste ich im BKH auf der Station bleiben, weil mein Gewicht so kritisch ist. Aber bevor es keine aktuellen Herzaufnahmen gibt, und sie nicht wissen, ob mein Herz kaputt ist, ist ihnen die Gefahr mich aufzunehmen zu groß. Ich weiß nicht, ob ich darüber erleichtert oder entsetzt bin. Irgendwie bin ich dafür viel zu schwach. Zu Hause denke ich nur noch ans Krankenhaus und den Tod. Ich gehe in mein Zimmer und male ein Bild. Ich esse ein bisschen Suppe und Mama bringt mich ins Kinderkrankenhaus. Ich liege wie beim letzten Mal auf der Liege und starre an die Decke. Überall sind Sterne und Schafe und die Schwestern sind sehr vorsichtig. Ich weiß selbst, dass mein Herz nicht mehr okay ist, weil ich immer wieder eine Last fühle, die auf mein Herz drückt und die Herzstiche bei jeder Anstrengung merke. Ich liege ganz still da und zittere, weil es so kalt ist. Nach den Untersuchungen bekomme ich ein Langzeit-EKG und dann darf ich in die DBT. Frau Hirte sagt, dass es gut ist, dass ich da bin. Ich sitze in meinem Mantel da und fühle meine Knochen. Eine Therapeutin schließt das Fenster, als sie mich ansieht. Wir reden wieder über zwischenmenschliche Fertigkeiten und fangen dann mit unserem neuen Modul „Störende Gedanken“ an. Ich bekomme fast nichts davon mit. Ich fühle mich nur ein kleines bisschen geborgen zwischen meiner Gruppe, aber viel zu schwach, um irgendwas beizutragen.

Als ich am nächsten Tag nach Hause komme, sagt Mama, dass mein EKG auffällig ist. Ich falle. Keiner weiß, wie es weitergeht. Ich stehe total neben mir und rufe beim Telefoncoaching im Bezirkskrankenhaus an. Es ist lebensgefährlich. So klar wie jetzt war es mir noch nie. Der Chefarzt hat bei meinen Eltern angerufen. Die Frau vom Coaching meint, dass ich unbedingt zunehmen muss, wenn ich es schaffen will. Mein Herz gibt auf. Ich will nicht sterben. Ich esse nach dem Gespräch ein bisschen Salat. Ich fühle mich schrecklich dabei, aber rede mir ein, dass mein Herz es braucht. Wenn ich ganz ruhig dasitze, fühle ich leichte Stiche im Herzen. Der Arzt hat auch bei Frau Lego angerufen, hat Mama gesagt. Die Frau am Telefon sagt mir, dass ich weit unter der 1. Perzentile bin. Die 10. Perzentile ist mein Zielgewicht in der Therapie und tiefstes Normalgewicht. Aber mein Herz ist dann okay. Auf einmal hört sich 10. Perzentile gut an, – wenn ich dann gesund leben kann. Am nächsten Morgen rufe ich heulend bei Frau Lego an. Sie vergleicht mein Herzproblem mit einem Blinddarmproblem; da lässt man sich auch im Krankenhaus behandeln. Sie denkt, dass ich ins Kinderkrankenhaus muss. „Laura, dein EKG war auffällig. Ich habe nur einen kleinen Ausschnitt vor mir liegen. Aber es sieht gar nicht gut aus." Ich weine. „Aber bis die mich dann entlassen, sind Sie weg!" – „Steck mich doch nicht gleich ins Grab! Und gib Frau Stern mal eine Chance! Dein Herz zählt jetzt!"

Meine Eltern fahren mich ins Kinderkrankenhaus und der Chefarzt dort erklärt mir mein EKG: „Deine Herzfrequenz war in der Nacht unter 40. Normal sollte sie bei 70 sein. Aber mich beunruhigt vor allem etwas anderes: Dein Herz macht Aussetzer am Tag, zum Teil bis zu 3 Sekunden lang." Er klopft und zählt langsam:

„Eins."

Klopf.

„Zwei."

Klopf.

„Drei"

Klopf.

„So lange." Mich friert ganz stark und ich habe Angst, als ich merke, wie verdammt lange 3 Sekunden sind.

8. Aufgefangen

Ich komme am selben Nachmittag auf die Station ins Kinderkrankenhaus. Meine Temperatur wird gemessen und ich werde gewogen. Eine Schwester bringt mich in mein Zimmer. Ich bin alleine dort. Sie verkabelt mich mit einem Kasten, der mein Herz aufzeichnet und Alarm gibt, wenn es kritisch wird, und schließt mich an eine Infusion an. Der Kasten piept ständig, weil mein Herz zu langsam ist, und jedes Mal schaut jemand nach mir. Sie bringen mir eine Nudelsuppe, von der ich nichts esse. Ich habe heute nur mein Müsli in der Früh gegessen und sonst nichts. Papa packt meine Tasche aus, weil ich mich mit meinen Kabeln nicht mehr bewegen kann, dann fährt er. Ich weine, weil ich mich so schrecklich fühle, aber immerhin schlägt mein Herz dadurch schnell genug und der Kasten lässt mir Ruhe. Ich ziehe mich vorsichtig um und lege mich ins Bett. Eine Schwester kommt und zieht mir Thrombosestrümpfe an. Mir wird schwindelig und ich schnaufe ganz stark. Ich bin so schwach und es ist eisig hier. Als die Nachtschwester kommt und sich vorstellt, sieht sie, dass sich die Infusionsflüssigkeit in meinem Arm aufstaut und dass mein Arm angeschwollen ist. Sie nimmt mir die Nadel raus und macht mir einen Verband. Ich schlafe ein, aber wache bald auf, weil mein Gerät piept. Die ganze Nacht wechseln sich Schlaf und Gerät ab. In der Früh wache ich auf, als der Kasten wieder schreit. Eine Schwester kommt und kabelt mich frei. Ich darf kurz ins Bad und mich umziehen, nachdem sie mich gewogen hat. Ich schaue mich im Spiegel an: Einsam, dick, verletzt, zerrissen und ich sehe eine kleine Träne auf meinem Gesicht.

Irgendwann gehe ich an meinen Kleiderschrank und finde einen kleinen Kalender mit Sprüchen und eine Karte von Papa. Ich blättere den ersten Spruch auf:
Man kann viel, wenn man sich nur recht viel zutraut.
Ich stelle ihn auf meinen kleinen Tisch neben mein Erdmännchen und ein Bild von meinem Hund. Ich habe genau 24 Stunden nichts mehr gegessen. Nur Wasser getrunken und die Infusion. Und heute vor dem Wiegen auch noch ein Glas Wasser. Ich sitze hier mit all meinen Kabeln fest. Ich schaue aus dem Fenster. Ich will aufgeben, weg hier. Ich will gar nicht mehr für mein Leben kämpfen.
Papa kommt und sagt, dass Frau Lego krank ist und ich heute nicht zu ihr darf. Alles bricht ein und ich weine. Ich bin so schwach, dass mir richtig schwindelig wird und ich in meinem Bett wegkippe.
Irgendwann klopft es und ein Seelsorger aus dem Krankenhaus kommt zu mir. Er fragt vorsichtig, ob er kommen darf. Ich bin unsicher, weil ich Angst habe, dass er mich verletzt. Aber dann schaue ich auf und spüre ein bisschen Hoffnung. Ich sage, dass es okay ist, und er setzt sich neben mein Bett. Er sagt, dass ich ein tolles Mädchen bin und mich nicht auf mein Gewicht reduzieren darf. Weil ich mehr bin. „Aber ich sehe auch ein unglaublich trauriges und verletztes Mädchen, das alleine vor dem Fenster sitzt und verloren ist. Ich wünsche mir so, dass du es schaffst. Dass du lebst. Nimm dir

jeden Tag hier drin und lebe ihn einzeln. Denk nicht an gestern und nicht an morgen. Nur heute. DU bist wichtig! Vergiss alles andere und leb! Leb einfach jeden Tag, den du hast! Sieh es als eine Reise zu dir selbst. Alles andere ist egal. Solange du lebst." Wir reden ein bisschen und dann verabschiedet er sich und ich esse mein Mittagessen. Nicht ganz, aber einen Teil. Die Stationsärztin möchte eine schnelle Zunahme. Sie steht vor mir und meint, dass sie mir sonst eine Sonde legen wird, dass sie nicht will, dass ich sterbe. Sie geht und ich weine. Ein Mädchen zieht zu mir ins Zimmer. Sie hat Verdacht auf Diabetes. Sie telefoniert mit ihrem Freund und ich schaue aus dem Fenster und weine still. Die Tür geht auf und zwei Clowns kommen herein. Sie geben jedem von uns einen Herzluftballon und singen ein Lied. Ich kann ganz leicht lächeln und lege den Ballon neben mein Bett. Die paar Minuten, in denen die Clowns da sind, lenken mich ab. Zum ersten Mal ist jemand bei mir, der lustig und nicht übervorsichtig ist. Der lacht und nicht still neben mir sitzt oder über meine Magersucht reden will. Zum ersten Mal ist jemand bei mir, der trotz allem singt und lacht und nicht erwartet, dass ich esse oder mich erkläre. Ich versuche mich aufzusetzen. Als mich beide Clowns anlächeln, muss ich auch lächeln. Als sie weg sind, bin ich so erschöpft, dass ich zurück in mein Kissen falle. Ich schaue zu dem kleinen Tisch neben mir auf. Mein Hund. Das Erdmännchen. Der rote Ballon. Ich schaue zum Fenster. Zum ersten Mal spüre ich, dass ich hier drinnen bin. Dass das Leben da draußen ist. Wie schön das Leben wäre, wenn ich wie die Clowns lachen würde und ausgelassen wäre. Egal, was alle denken. Die beiden waren glücklich; die beiden leben wirklich.

Magersucht
Schreien nach Hilfe
Suchen nach Kraft
Schutzlos

Magersucht
Sehnen nach Verständnis,
Liebe und Halt
Einsam

Magersucht
Hunger an Leben
Verloren, gescheitert
Versagt.

Magersucht
Verstoßen von anderen
Enttäuscht und verlassen
Verletzt

Magersucht
Suche nach mir
Scheitern an allem
Kampf gegen mich.

Am nächsten Tag habe ich abgenommen, obwohl ich hier mehr esse als zu Hause. Innerlich freue ich mich darüber, aber zu einem kleinen Teil habe ich noch mehr Angst. Dann kommen Hannah und meine Cousine Mona. Keiner von uns weiß, was er sagen soll. Seit der Magersucht haben wir uns fast nicht mehr gesehen. Aber ich bin froh, dass sie da sind. Ich esse fast die ganze Portion, die mir eine Schwester bringt. Wir spielen ein Brettspiel, dann müssen Hannah und Mona gehen. Davor schreiben mir beide einen Brief, den ich lesen kann, wenn sie weg sind. Meine Eltern haben mir einen bunten Stapel Papier gebracht, damit jeder, der mich besucht, ein paar Worte dalassen kann, die ich lesen kann, wenn ich wieder alleine bin.
Der Seelsorger kommt mich am Nachmittag besuchen und redet mit meiner Mitbewohnerin Lisa und mir über den Sinn des Lebens. Es gibt keine klare Antwort, aber irgendwas bewegt diese Frage ohne Antwort in mir. Irgendwas, das die Magersucht in Frage stellt.

Ich schlafe ein bisschen, aber wache auf, weil mein Kasten schreit. Ich denke, dass ich hier sterbe. Früher oder später. Ich werde nie mehr die Sonne spüren, Regen, Wind. Ich spüre so eine Sehnsucht nach all diesen Dingen. Aber trotzdem schaffe ich mein Abendessen nicht ganz. Lisa isst meinen Käse und einen Teil von meinem Brot und gibt mir dafür ein paar Tomaten ab. Sie schaltet den Fernseher ein und wir schauen ein bisschen. Dann machen wir das Licht aus und reden nochmal über den Sinn des Lebens.

Auf einmal wache ich mitten in der Nacht auf, weil mein Herzkasten schreit. Ich bin so schwach und mir ist unendlich kalt. Ich habe Schmerzen von meinen Knochen, auf denen ich liege. Es ist ganz dunkel. Der Alarm ist so laut, dass mir schwindelig wird. Keiner kommt.
„Ich sterbe“, ist das einzige, was ich denke.
Ich habe keine Angst mehr vor dem Tod. Ich will mich gegen nichts mehr wehren. Ich bin nur noch schwach. Meine Augen fallen zu und es wird hell in meinem Kopf. Dann sehe ich mich in hellem Licht auf einer Wiese stehen. Ich sehe etwas Gelbes, Weißes, das immer größer und wärmer wird, und spüre ein ganz starkes Gefühl, dass ich aufgefangen werde. Dass ich nicht alleine bin. Ich spüre Lebenshunger. Und das Gefühl von Halt. Keine Schmerzen mehr, keine Angst. Nur dieses warme Licht. Dann ist alles weg.

Am nächsten Morgen wache ich auf und glaube erst nicht, dass ich lebe. Dann sticht mein Herz. Ich glaube, Gott war heute Nacht bei mir, ist mein erster richtiger Gedanke, und ich zittere. Ich sehe die Sonne hinter der Scheibe. „Hallo Leben“, denke ich, zum Sprechen und Aufsetzen bin ich zu schwach. Ich wiege noch weniger. Ich schaffe mein Müsli nicht ganz. Die Visite kommt und die Ärztin sagt, dass ich vier Kalorienshakes am Tag trinken muss. Kalorien. Trinken. Ich weine, aber sie geht. Mein Herzkasten schreit und eine Schwester steckt mich ab. „Wenn du das Zeug nicht trinkst oder das Essen verweigerst, müssen wir dir eine Sonde legen. Das willst du nicht. Bitte probiere es wenigstens!“ Sie stellt mir ein Glas mit einer dickflüssigen braunen Flüssigkeit auf meinen Tisch. Ich heule und bleibe liegen. Ich heule immer mehr und dann breche ich ein. Meine Cousine liegt irgendwann bei mir im Bett. „Hallo Laura. Wir müssen das jetzt trinken, okay?" Sie hilft mir, mich hinzusetzen. Ich bin zu schwach, um zu reden, zu schwach, um das Glas zu halten. Meine Cousine hält es für mich und ermutigt mich für jeden kleinen Schluck. Nach 35 Minuten sind die 200 Milliliter in mir. Und sofort kommt mein Mittagessen. Es ist so eklig, ich bin so voll. Meine Cousine bringt mir eine CD und schenkt mir eine Kette mit einem Kreuz und segnet mich, bevor sie geht und ich alleine mit meinem nächsten Shake bin. Ich höre Luisas Musik und trinke ihn ganz langsam. Danach überrollen mich Schuldgefühle, dass ich so viele Kalorien in mir habe. Ich fühle mich dick und einsam. Schaue nach draußen aus dem Fenster. Ich nehme all die Briefe und Karten von meiner Familie und meinen Freunden und lese sie nochmal.

Dann kommt der Seelsorger und redet mit Lisa und mir. Am Nachmittag macht Lisa das Fenster auf. Ich spüre die Luft und die frische Kälte. Es tut so gut. Bis eine Schwester kommt und es schließt, weil es zu gefährlich für mich sei. Lisa und ich reden zum ersten Mal so richtig über unsere Ziele und sie sagt mir immer wieder, dass ich wichtig bin und alles andere egal ist. Ich schaue aus dem Fenster, als sie telefoniert, und trinke Wasser. Die Tür geht auf und Pfarrer Wagner kommt herein, als ich gerade Musik höre und den dritten Shake für heute trinke. Ich freue mich so, ihn zu sehen. Er setzt sich an mein Bett und ich frage ihn, was für ihn der Sinn des Lebens ist. Irgendwann sagt er: „Du bist okay, so wie du bist, und du bist nicht alleine. Du kannst nie tiefer fallen als Gottes Hand!“ Irgendwann reden wir über das Schreiben. „Es ist gut, dass du schreibst. Ausdrücken, was dich bedrückt, bevor es dich erdrückt.“ Ich erzähle ihm davon, wie nah ich mich dem Tod gefühlt habe und wie schwach und dass ich mich aufgegeben habe. Er sieht mich mit seinen großen und warmen Augen lange an. „Laura, in deinen Augen ist noch ein bisschen Leben. Du kannst es noch schaffen! Gib dich nicht auf, du bist nie alleine!“ Ich fühle mich ein bisschen geborgen und das, was ich fühle, ist unendlich traurig und schön zugleich. Er hilft mir beim Aufsetzen und meinem nächsten Shake und Abendessen. Bevor er geht, segnet er mich und schenkt mir eine Kette mit einem Kreuz. Als er weg ist, berühre ich die Kette an meinem Hals und denke an seine Worte. Ich habe noch Leben in meinen Augen. Ich kann es noch schaffen. Gott hält mich fest.

Als er weg ist, ist es dunkel und ich schaue aus dem Fenster. Ich sehe die Lichter der Stadt. Die Häuser, in denen das Leben stattfindet. Ich bin gefangen in diesem Zimmer, hinter der Scheibe. Ich weine. Ich will hier nicht sterben. Ich will noch ein Mal Luft spüren, Regen, Sonne, Wind, Schnee. Ich will das Leben, das da draußen ist. Ich weine, weil mir Kleinigkeiten plötzlich so wichtig scheinen. Gras unter den Füßen fühlen. Wind in den Haaren. Ich will leben. Ich denke an all die Worte, die ich heute bekommen habe, und an die schlimme Nacht. An das Licht, das da war. Und an das Leben, das ich nicht verpassen will. Ich nehme mir einen Zettel und Stifte und schreibe alles auf, was ich erleben will, bevor ich sterbe. Ich brauche neue Ziele. Und dieses Mal werde ich sie nicht von Frau Winter abhängig machen oder daran scheitern lassen, dass ich mich dann doch nicht traue zu schreien. Ich brauche eigene Ziele. Keine, die mir ein anderer Mensch erst vorschlagen muss. Ich muss etwas finden, das ich wirklich will. Dass ich alleine umsetzen und erleben kann. Dieses Mal brauche ich Ziele, die ich wirklich erlebe. Ich überlege und sammle: Yoga dürfte ich von Frau Lego aus ab 47 kg machen. Haare pink tönen – 49 kg, Tanzen gehen – 53 kg, Sport machen, Schulweg, Color Run laufen, ein Konzert von Frank Turner, reiten, Sonne spüren, Wind fühlen, etwas backen, lachen. Dieses Mal hängen die Ziele von keiner Person mehr ab und dieses Mal ziehe ich es durch. Ich schreibe Dinge wie „Gras unter den Füßen fühlen", „Sonne", „Wind in den Haaren" und „Regen" auf. „Sonne", „wandern", „Freunde", „Lernen zu lachen". Und ganz unten schreibe ich „Frau Stern kennen lernen" auf meine Liste. Sie wird mich übernehmen, wenn Frau Lego geht. Und zum ersten Mal will ich ihr eine Chance geben. Ich will leben.

Danach reden Lisa und ich lange, bevor wir einschlafen. Bis Mitternacht lassen wir das Licht an und essen Schokolade, damit ich zunehme und morgen keine Sonde bekomme. Jeder Besuch hat mir wieder einen kleinen Brief dagelassen, die ich alle noch lese. Und nach all

den Gesprächen und lieben Menschen und dem Halt merke ich, dass ich ein bisschen von meinem Lebenshunger wieder habe. Ich will mein Leben und mich noch kennenlernen, bevor ich sterbe! Ich will eine Antwort auf den Sinn des Lebens! Ich will diese Menschen nicht verlieren! Ich will mich wiederfinden.
Am nächsten Morgen merke ich, dass es die erste Nacht seit langem war, in der ich nicht geweint habe. Ich wiege 100 g mehr. Lisa lässt sich „aus Solidarität" auch einen Kalorienshake bringen und wir müssen lachen, als wir das Gesicht und die Reaktion der Schwester sehen: „Du trinkst das freiwillig, Lisa?!!" Ich verstehe nicht, warum sie freiwillig so viele Kalorien trinkt. Ich muss ihr wirklich wichtig sein, wenn sie das auf sich nimmt. Ich lächle sie an. „Dann lass uns unsere Cocktails mal trinken!", lacht sie und hebt ihr Glas.
Mein Pfarrer besucht mich nochmal und redet mit mir. „Du fällst nicht tiefer als Gottes Hand! Du bist es wert zu leben!" Er segnet mich und als er weg ist, schaue ich aus dem Fenster.
Am Nachmittag kommen zwei Mädchen aus meiner Klasse. Sie erzählen ein bisschen von der Schule. Es scheint so weit weg und ich spüre, wie viel Leben ich versäume. Gleichzeitig weiß ich, dass ich gerade viel zu schwach für den Stress in der Schule wäre. Sie stellen einen kleinen Hund auf meinen Nachttisch und bevor sie gehen, schreiben sie mir wie jeder Besuch einen Brief. Eins der Mädchen setzt sich am Ende alleine an mein Bett und sagt, dass sie auch magersüchtig war. Ich frage sie, ob sie gesund ist. „Ja", sagt sie, aber ich weiß,

dass sie lügt. Alleine schon, wie sie meinen Kalorienshake ansieht. Sie spielt mir ein anderes Mädchen vor, als sie ist. Sie ist so dünn. Aber zum ersten Mal zweifle ich daran, ob das wirklich schön ist. Sie ist blass und wirkt traurig. Sie ist dünn. Aber glücklich ist sie nicht. Will ich wirklich so sein? Oder so wie die Menschen, die mit Lebensfreude in dieses Zimmer kommen? Die Clowns, der Seelsorger, mein Pfarrer, meine Eltern und Freunde. Ich sage nichts dazu, weil ich weiß, dass es keinen Sinn macht, ihr zu sagen, dass sie selbst zu dünn ist. Und im Moment habe ich nicht die Kraft, mir um ein anderes Mädchen Sorgen zu machen, wenn ich wegen dem gleichen Mist kaputt bin. Bevor sie geht, gibt sie mir ein Gedicht von Charlie Chaplin und sagt, dass es schon wird. Ich schaue ihr nach und schüttle meinen Kopf. Ich wünschte, sie würde sehen, dass nicht nur ich kaputt bin. Dann erinnere ich mich an die Worte von dem Seelsorger. „Ich bin wichtig." Ich darf mich jetzt nicht auch noch mit anderem Zeug belasten. Ich wickle meine Decke enger, weil mir kalt ist, lese das Gedicht, dass das Mädchen mir gegeben hat.

ALS ICH MICH SELBST ZU LIEBEN BEGANN …
habe ich verstanden,
dass ich immer und bei jeder Gelegenheit zur richtigen Zeit am richtigen Ort bin und dass alles, was geschieht, richtig ist – von da an konnte ich ruhig sein.
Heute weiß ich: Das nennt man VERTRAUEN.

Als ich mich selbst zu lieben begann,
konnte ich erkennen, dass emotionaler Schmerz und Leid nur Warnungen für mich sind, gegen meine eigenen Wünsche zu leben.
Heute weiß ich: Das nennt man AUTHENTISCH SEIN.

Als ich mich selbst zu lieben begann,
habe ich aufgehört, mich nach einem anderen Leben zu sehnen und konnte sehen, dass alles um mich herum eine Aufforderung zum Wachsen war.
Heute weiß ich: Das nennt man REIFE.

Als ich mich selbst zu lieben begann,
habe ich aufgehört, mich meiner freien Zeit zu berauben und ich habe aufgehört, weiter grandiose Projekte für die Zukunft zu entwerfen.
Heute mache ich nur das, was mir Spaß und
Freude macht, was ich liebe
und was mein Herz zum Lachen bringt,
auf meine eigene Art und Weise
und in meinem Tempo.
Heute weiß ich: Das nennt man EHRLICHKEIT.

Als ich mich selbst zu lieben begann,
habe ich mich von allem befreit,
was nicht gesund für mich war,
von Speisen, Menschen, Dingen, Situationen
und von Allem,
dass mich immer wieder hinunterzog,
weg von mir selbst.

Anfangs nannte ich das „gesunden Egoismus“,
aber heute weiß ich: Das ist SELBSTLIEBE

Als ich mich selbst zu lieben begann,
habe ich aufgehört, immer recht haben zu wollen,
so habe ich mich weniger geirrt.
Heute weiß ich: Das nennt man DEMUT.

Als ich mich selbst zu lieben begann,
habe ich mich geweigert,
weiter in der Vergangenheit zu leben
und mich um meine Zukunft zu sorgen.
Jetzt lebe ich nur noch in diesem Augenblick,
wo alles stattfindet,
so lebe ich jeden Tag und nenne es: BEWUSSTHEIT.

Als ich mich selbst zu lieben begann,
da erkannte ich, dass mein Denken
armeselig krank machen kann.
Als ich jedoch meine Herzenskräfte anforderte,
bekam der Verstand einen wichtigen Partner.
Diese Verbindung nenne ich heute HERZENSWEISHEIT.

Wir brauchen uns nicht weiter vor
Auseinandersetzungen, Konflikten und
Problemen mit uns selbst und anderen
fürchten.
Denn sogar Sterne knallen manchmal
aufeinander und es entstehen neue Welten.
Heute weiß ich: DAS IST LEBEN.

Am Abend bekomme ich eine SMS von einem Mädchen aus meiner Klasse, das mich über mein Gewicht ausfragen will. Ich fühle mich davon erschlagen, weil ich es nicht fassen kann, dass sie mich das in dieser Situation wirklich fragt, obwohl sie weiß, wie ernst es gerade ist.

„Komm, wir schauen das Sandmännchen an, das habe ich schon seit zehn Jahren nicht mehr gesehen, dann machen wir Blödsinn. Ich will nicht, dass du weinst!“, ruft Lisa, als sie mich sieht. Nach dem Abendessen und dem vierten Kalorienshake holt sie Zeitschriften. Sie bekommt keine Kalorienshakes mehr, weil es Medizin ist und die neue Schwester nichts von ihrer Solidarität hält. Wir schneiden die Poster aus der Zeitschrift und hängen sie auf. In unser Bad, das wir mit einer jungen Familie teilen, hängen wir ein Bild von einer Sängerin. Und einen Zettel, auf den wir „Meinungsfreiheit“ schreiben. Dann schreiben wir der jungen Familie einen Brief und schieben ihn zusammen mit einem Tierposter unter ihrer Türe durch. Unser Zimmer ist voll mit Fanplakaten und ich lache so viel, dass mein Herzkasten schreit. Als Lisa alles aufgehängt hat, legt sie sich auch ins Bett und wir essen Kekse. Wir reden darüber, wofür man kämpfen kann und sie gibt mir ein bisschen Nachhilfe in positiver Einstellung und Selbstbewusstsein. Sie nimmt mir mein Handy aus der Hand und schreibt dem Mädchen zurück, dass mein Gewicht niemanden etwas angeht, außer mir selbst und meinen Ärzten und dass sie mich in Ruhe lassen soll. „War das jetzt nicht zu hart?“ –

„Das, was sie gemacht hat, das war hart." Sie wirft eine Zeitschrift zu mir und lacht mich an.

Am nächsten Tag wiege ich 46,00 kg und werde kurz aus meinem Bett gelassen, um zu duschen. Meine Beine halten mich kaum aus, weil ich zum ersten Mal wieder stehe. Danach darf ich mit Papa in einem Rollstuhl in die kleine Kapelle unterm Dach. Lisa wird heute entlassen und ich bin wieder alleine in dem kleinen Krankenhauszimmer und weine ihr nach. Emilie besucht mich. Sie hat mir eine liebe Karte geschrieben und ich sage ihr, warum ich hier bin und dass ich Magersucht habe. Wir haben in letzter Zeit nichts gemeinsam gemacht, weil ich mich immer mehr zurückgezogen habe. Jetzt versteht sie mich und nimmt mich in den Arm und das Gespräch tut mir unendlich gut. Vielleicht hätte ich früher schon sagen sollen, was mit mir los ist. Von meinen Freunden hat mich keiner wegen meiner Magersucht verurteilt. Im Gegenteil.
Emilie baut mir ein Keyboard neben meinem Bett auf, das mir meine Eltern ins Krankenhaus gebracht haben. Dann hilft sie mir mit meinem nächsten Shake. Der Geschmack ist so mehlig, dass ich würge. Sie hält meine Hand und redet mit mir, bis ich es geschafft habe und sie gehen muss. Als Emilie geht, setze ich mich in meinem Bett auf, lese ihren Brief, setze Kopfhörer auf und spiele Keyboard. Ich esse mein Abendessen und spiele weiter und fühle mich ein bisschen positiver, weil ich zum ersten Mal fühle, dass ich in Emilie eine wirkliche Freundin habe und sie für mich da ist.

Zerbrochen
Voller Narben
Viel zu tiefe Wunde
Hab mich
aufgegeben

Zerbrochen
In tausend kleine Scherben
Und unzählige Splitter
Nackte Seele
Und verletztes Herz
Ohne jeden Halt

Verloren
In mir selbst
Vor meinem Spiegelbild
Versteck mich hinter Masken
Und bau mir meine Mauer
Erfriere in dem Schmerz

Sterbe ganz alleine
Hinter meiner Mauer
Mit Scherben in der Seele
Und Narben überall
Zerbrochen von der eisigen Zeit
Und all den hungrigen Tagen
Schaff es nicht mehr aufzustehen
Verschwinde leise
Bin ganz leicht

Am nächsten Morgen wiege ich 46,6 kg. Ich fühle mich so schrecklich in diesem Körper. Ich sehe mich nicht, weil ich keinen Spiegel habe und im Bett bleiben muss. Ich fühle nur, wie dick ich bin. Ich bekomme Besuch von den Ministranten, die mir ein Plakat mit Wünschen bringen und mit mir Uno spielen. Als sie gehen und ich mein Mittagessen und die ersten Shakes für heute geschafft habe, spiele ich wieder Keyboard. Meine Füße sind so schwach, ich komme nur ganz langsam und unter stechenden Schmerzen in den Beinen ins Bad. Ich bekomme Besuch von meiner Tante, die ein Brettspiel mit mir spielt. Dann kommen Hannah und Emilie, die sich an mein Bett setzen und mit mir Karten spielen und tratschen. Als ich einen Shake trinken muss, trinken sie einen Tee, der echt widerlich riecht. Sie ermutigen mich zu jedem Schluck, mit dem ich kämpfe.

Ich bekomme nach dem Frühstück meinen ersten Shake. Am Anfang haben sie sich die Mühe gemacht, die Shakes in Gläsern zu bringen. Seit heute kommen sie in ihrer Originalverpackung. Jetzt weiß ich, warum ich so schnell zunehme. Ein Shake hat mehr Kalorien, als ich sonst an einem Tag zu mir genommen habe. Ich darf heute im Rollstuhl zur DBT. Ich spüre die kalte frische Luft, als Mama mich ins zum Auto schiebt. Luft. Wind. Mama bringt mich ins Wartezimmer. Die anderen Mädchen dort sagen nichts zum Rollstuhl, aber sie schieben mich in Frau Sterns Zimmer. In der Gruppe spielen wir zuerst ein Spiel und reden dann über Selbst-

wert. Wir schweifen in eine Debatte über Selbstverletzung ab und kommen zu dem Ergebnis, dass Selbstverletzung Selbstfürsorge vor seinen Schmerzen ist. Frau Stern hat kein Argument dagegen. Wir lesen das Skript zur heutigen Stunde und besprechen es. „Da steht: „Um Ihren Selbstwert aufzubessern ...", sagt Sophie zögernd. „Aber um ihn aufzubessern, muss ich doch erst mal welchen haben." Wir reden darüber aber ich weiß, dass ich spätestens seit dem Krankenhaus ein bisschen Selbstwert in mir trage. Wir reden darüber, dass wir uns mehr als Misthaufen als als Mädchen sehen. Wir reden heute viel über Drogen, Alkohol, Schneiden und Hungern und ich zweifle immer mehr, ob es sinnvoll war, in diese Gruppe zu gehen.
Dann werde ich in die Mitte des Stuhlkreises geschoben und alle sollen 10 Minuten lang positive Dinge über mich erzählen. Danach schiebt ein Mädchen aus der DBT mich aus dem BKH und wir reden noch gemeinsam. Alle anderen warten auch bei mir, bis Mama mich wieder abholt, dann verabschieden wir uns. Abends trinke ich meinen letzten Shake für heute und lese den Zettel, auf dem die Dinge, die die anderen über mich gesagt haben, stehen. Und ich weiß wieder, warum ich leben will.

Am Dienstag wiege ich 47, 3kg. Schon wieder so viel über Nacht. Die schnelle Zunahme macht mich fertig. Ich fühle mich so fremd in mir. Ich sage bei der Visite, dass es mir zu schnell geht, aber es ist ihnen egal. Ich darf kurz ins Bad und stelle mich vor den kleinen Spiegel. Ich sehe mich nicht mehr. Der Seelsorger kommt zu mir und sagt, dass er mich abholt. Ich darf in der Kapelle im Rollstuhl Klavier spielen. Ein richtiges Klavier und kein Keyboard! Nach 10 Minuten bin ich so erschöpft, dass ich nicht mehr kann und in mein Zimmer gebracht werde. Ich soll von den Ärzten aus über den Tag verteilt blockweise 3-4 Mal 5 Minuten am Stück auf der Station spazieren. Als Mama kommt, geht sie mit mir meine ersten 5 Minuten. Es ist so anstrengend, ich halte mich an ihr und der Wand fest. Ich bin so schwach. Dann kommt ein Mädchen aus meiner Klasse und setzt sich an mein Bett. Es tut so gut, dass sie da ist. Sie geht nochmal 5 Minuten mit mir und stützt mich. Wir reden sehr offen und es tut so gut. Eigentlich habe ich sie schon immer nett gefunden, aber ich habe in der Schule seit damals immer Mauern aufgebaut, um mich von allen abzuschotten. Es bedeutet mir sehr viel, dass sie an meinem Bett sitzt und mich hält. Am Abend kommen Schwestern und bringen mir einen Shake, ein Abendessen und einen Nachtisch. Ich trinke und esse und fühle mich schrecklich dabei. Sie heilen hier vielleicht meinen Körper, aber meine Seele zertrampeln sie immer mehr. Ich bräuchte Frau Lego, die mir hilft, meinen Körper anzunehmen. Wie soll ich das alleine hier drin schaffen?

Ich weine und fühle mich schrecklich in meinem Körper. Es wird dunkel und ich schaue mir die Lichter in der Stadt an und hole meine Liste raus. Ich will nicht sterben. Ich glaube, ich bin es wert zu leben. Ich will nochmal Schnee fühlen, Regen, Sonne. Und vielleicht. Vielleicht ist es egal, ob man mit 44 oder 60 kg im Regen steht. In dem einen Moment ist das Gewicht vielleicht egal. Vielleicht lohnt es sich doch, dafür zu kämpfen.

Mittwoch: 47,4 kg. Anscheinend hat jetzt auch mein Körper genug von der Zunahme und macht Pause. Ich bekomme mein Müsli, aber der Rosinen und Nussanteil ist jeweils so hoch, dass ich es nicht schaffe. Ich esse um beides herum. Kalorienshake. Besuch von Mama und Papa. 5 Minuten gehen. Kalorienshake. Eine Freundin besucht mich kurz und sagt, dass ich eine Kämpferin bin. Der Satz ist so schön und ich bin froh, dass sie da ist. Ein Mädchen aus der DBT besucht mich am Nachmittag. Ich freue mich richtig, sie zu sehen. Wir geben uns gegenseitig Kraft und Halt und essen gemeinsam Schokolade. Es ist schön mit ihr zu reden und ich bin so dankbar, dass sie gekommen ist. Als sie weg ist, trinke ich meinen nächsten Shake. Ich schaffe ihn dieses Mal in 5 Minuten. Als es draußen schon dunkel ist, gehe ich 5 Minuten auf der Station. Ich fühle das Stechen in meinen Beinen, sie fühlen sich ganz fremd an. Ich stütze mich an der Wand und gehe Schritt für Schritt ganz langsam. Zum ersten Mal gehe ich alleine über die Station. Es fühlt sich ganz fremd und wacklig an. Ich fühle mich schwach und kalt, aber ich will die 5 Minuten schaffen. Ich sehe von weit weg meinen Körper in der Fensterscheibe und erschrecke über ihn: ewig dünne

Beine, extrem dünne Taille, Spinnenarme, Schulterknochen. So wacklig, schwach, verloren. Verletzt. Blass. Zerbrochen. Je näher ich komme, desto bewusster wird mir, dass ich das bin. Das Bild verschwimmt immer mehr und ich finde alles an mir dick. Ich stehe ganz nah vor dem Fenster, draußen ist es dunkel. Ich strecke die Hand aus und berühre mein Spiegelbild kurz. Ich fühle nichts dabei, drehe mich wieder um und gehe vorsichtig in mein Zimmer. Ich sitze auf meinem Bett und ziehe die Füße an, schaue auf die Lichter vor dem Fenster; wie weit weg ich vom Leben bin. Wenn alle gegangen sind und ihr Leben da draußen haben. Und ich hier zerreiße und Angst habe, zu sterben. Und dann nehme ich mir meine Ziele wieder raus und lese sie durch. Ich falte das Papier und lege es in meine Skillstasche. Ich habe wieder Ziele. Ich habe in den letzten Tagen meinen Lebenshunger wiedergefunden. Ich will wieder ins Leben finden.

Donnerstag: 47,4 kg. Ich werde entlassen. Ich darf am Nachmittag zu Frau Lego. Der Weg durchs BKH ist lang und anstrengend, aber ich freue mich so, als ich Frau Lego sehe. Sie redet mit mir über das Krankenhaus und über mein Herz. Es ist noch viel zu langsam und es gibt noch Aussetzer, aber es ist nicht mehr so kritisch. Mein Gewicht muss „nur“ weiterhin schnell nach oben gehen, damit nichts passiert. Je mehr wir reden, umso leichter fällt es mir, mit der schnellen Zunahme umzugehen. Frau Lego versteht, dass es schwer für mich ist, aber wir reden wieder über das Bild, das wir gemalt haben, und über meine Ziele und am Ende erlaubt sie mir, dass ich mich für einen Yogakurs anmelden darf! Irgendwann kommt Frau Winter dazu, aber dann zerstreiten wir uns alle drei und ich gehe weinend nach draußen. Das mit Frau Winter ist mir in dem Moment egal, aber ich will das mit Frau Lego klären. Ich zittere immer mehr und als ich nach Hause komme, gehe ich langsam in mein Zimmer. Das erste Mal gehe ich wieder eine Treppe nach oben. Es ist alles ganz fremd. Ich setze mich zuerst auf mein Bett und atme durch. Mein Blick fällt auf eine Karte von meinen Eltern, die sie auf mein Kissen gelegt haben. Ich lese sie durch. Keiner hatte so gut wie sie gewusst, wie viel mir ein paar Worte in dem Moment, wenn ich wieder zurückkomme, bedeuten. Sie lassen mir Raum und gehen nicht mit in mein Zimmer. Darüber bin ich im Moment erleichtert. Trotzdem zeigen sie mir, dass sie da sind und stolz sind. Ich falle auf mein Bett und nehme meine Liste mit den Zielen raus. Ich will zu Hause weiterkämpfen. Ich will endlich wieder leben können. Ich will Sonne erleben und Wind. Tanzen, Yoga und Laufen. Einen Führerschein machen, ein Konzert besuchen, auf ein Festival gehen. Und vielleicht kann ich mich und meinen Körper dann irgendwann annehmen.

9. Neuanfang

Ein paar Tage nach meiner Entlassung:

Am Samstag wiege ich 47,7 kg und ich finde es okay. Ich weiß, dass ich dem Leben und den Zielen einen kleinen Schritt näher bin. Ich will mich doch nicht mehr an mein Gewicht klammern. Ich will mehr sein als diese Zahl auf der Waage. Ich bin wichtig, nicht diese Zahlen. Ich will leben. Nachdem ich gegessen habe, fühle ich mich schrecklich. Auch, wenn ich für mich kämpfen will, ist die Magersucht noch da. Nach dem Essen führe ich mir immer wieder meine Ziele und Erkenntnisse aus dem Krankenhaus vor Augen. Es ist anstrengend, aber ich will es schaffen. Ich nehme dieses Mal kontrollierter und langsamer zu als vor einem halben Jahr, als ich wie blind möglichst schnell für die Ziele und für das, was mir Frau Winter versprochen hat, zugenommen habe. Ohne Rücksicht auf mich selbst und ohne die Zeit, die ich benötige. Jetzt will ich gesund werden und ich nehme mir die Zeit, die ich brauche.

Ich komme aus der Schule und spüre, dass etwas anders ist. Papa sagt, dass das BKH heute Vormittag angerufen hat: Frau Lego ist weg. Ich weine und verstecke mich in meinem Bett. Ich habe keinen klaren Gedanken mehr. Mama bringt mir abends Kakao an mein Bett. Ich heule. Trinke mit ihr zusammen. Ich weine. Mitten in der Nacht stehe ich wieder auf und setze mich an meinen Schreibtisch. Ich muss ihr wenigstens noch einen Brief schreiben und mich entschuldigen. Der Brief umfasst vier dicht beschriebene Blätter und es kostet mich sehr viel Kraft. Ich kann nicht mit dem Schreiben an sie aufhören, weil ich weiß, dass es dann meine letzten Worte an sie waren. Ich brauche ein bisschen Schokolade, weil ich immer schwächer werde während dem Schreiben. Aber ich muss es für Frau Lego machen. Ich will ihr noch ein letztes Mal Worte geben. Dann kann ich mich um meine Narben und Trauer kümmern. Als ich den Brief weglege, gehe ich unter die Dusche und drehe das Wasser heiß. Ich fühle mich wie betäubt. Ich sehe mich im Spiegel. Tränen. Ich ziehe mich an. Ich stecke weinend den Brief in einen Umschlag. Ich weiß nicht, wie der Brief an sie kommen soll, weil sie so plötzlich weg ist. Aber irgendwoher nehme ich Hoffnung. Hoffnung, dass der Brief seinen Weg irgendwie finden wird.

Am nächsten Tag wiege ich 48,0 kg. Meine Augen sehen schrecklich aus. Meine Seele ist zerrissen. Ich nehme den Brief an Frau Lego mit in die Schule und lese ihn in der Früh, als ich alleine in der Pausenhalle sitze. Aber bald sind so viele Tränen in meinen Augen, dass ich nichts mehr erkennen kann. Ich gehe in die Klasse und beiße mir auf die Lippe, um nicht laut zu heulen. Die Worte in dem Brief sind meine letzten an sie. Vielleicht bekommt sie meinen Brief nicht mal. Draußen regnet es. Sitzt Frau Lego auch gerade vorm Fenster und sieht den Regen? Ich darf keinen Rückfall haben und mit dem Essen aufhören. Frau Lego würde mir eins auf den Deckel geben, wenn sie der Auslöser dafür wäre. In der Pause läuft mir Herr Berger über den Weg und wir reden kurz. „Gib nicht auf, Laura! Weiterkämpfen! Ohne

Hindernisse kämpfen kann jeder. Aber wenn man nach einem Schlag wieder aufsteht und kämpft – das ist Stärke! Also steh auf und kämpfe! Du hast die ersten Tage nach dem Krankenhaus bewiesen, dass du es kannst!" Als der Unterricht endlich vorbei ist, setze ich mich in die Pausenhalle und lerne. Auf einmal sitzt mir meine Klassenlehrerin gegenüber. „Wie geht es dir?" Ich will nicht reden und ich habe Angst. „Passt schon." – „Wie geht es dir denn mit deiner neuen Therapeutin?" Ich will nicht, dass sie das weiß. Und ich bin zu verletzt, um darüber zu reden. Sie wird nicht gehen, bis sie eine Antwort hat. Ich muss irgendwas sagen. „Ich habe sie noch nicht gesehen." Stimmt ja irgendwie auch. In der Einzeltherapie war ich noch nicht bei ihr. „Was war denn da los, als du im Krankenhaus warst?" Ich schaue weg und sage nichts. Sie sagt nichts mehr, also muss ich eine Antwort geben. „Ich war zur Beobachtung ein paar Tage drin." – „Und was haben sie mit dir gemacht?" Dazu will ich nichts mehr sagen. Sie sagt auch nichts. Ich muss was sagen. „Ich war an einem Monitor angeschlossen und hatte ein paar Untersuchungen." – „Und wie haben sie dir geholfen? Wie geht's dir mit der Magersucht?" Der Satz ist wie ein Stich in meine Seele. „Sie haben mich aufgepäppelt." – „Und jetzt? Gehst du jetzt stationär in die Psychiatrie oder wie geht es weiter?" Ich antworte: „Ich glaube an mich und ich glaube, dass ich meinen Weg gehen werde." – „Ich glaube nicht, dass du es schaffst. Aber es wäre dir zu wünschen. Ich muss jetzt gehen." Sie geht. Ich packe meine Sachen und gehe zu einem Termin bei einer Ernährungsberatung. Ich komme in ein Zimmer, in dem eine riesige Ernährungspyramide aufgebaut ist. Eine ältere unsympathische Frau erklärt mir, dass ich alles essen muss, was darin ist. Sie redet über Aminosäuren und Energieumwandlungen, aber wirklich helfen kann sie mir nicht. Ich fühle mich so schwach, dass ich die Erklärungen über Proteine und Prozesse im Körper nicht einmal verstehen kann. Ich weiß selbst, dass ich essen muss, aber das Problem sind die Schmerzen und Gedanken in mir, nicht die Theorie.

Ich gehe weinend ins zur DBT. Nie wieder zu Frau Lego. Nie mehr in ihr Zimmer. Die anderen Mädchen sehen mich heulen und versuchen, mich im Wartezimmer aufzubauen. Wir sitzen nur schweigend nebeneinander und warten, bis wir abgeholt werden. Ich habe keine Lust, in der Gruppe irgendwas zu sagen. Mir ist alles zu viel. Ich sage die ganze DBT über kein Wort. Beim Rausgehen gehe ich zu Frau Stern: „Zwischen Frau Lego und mir steht noch so viel und mir geht es nicht gut damit.“ – „Daran kann ich leider nichts ändern“, antwortet sie mir. „Ich habe ihr einen Brief geschrieben … Kann sie den bekommen?“ – „Ich schau mal, okay? Bis Mittwoch!“ – „Tschüss.“ Ich gehe heulend aus dem BKH. Draußen läuft ein Mädchen aus der DBT auf mich zu und nimmt mich in den Arm. „Willst du reden?“ – „Ich kann heute nicht mehr.“ – „Ruf mich doch einfach mal an, wenn du magst“, schlägt sie vor. „Kannst du dich vielleicht melden? Wenn es mir schlecht geht, gehe ich nicht mehr aus mir raus …“

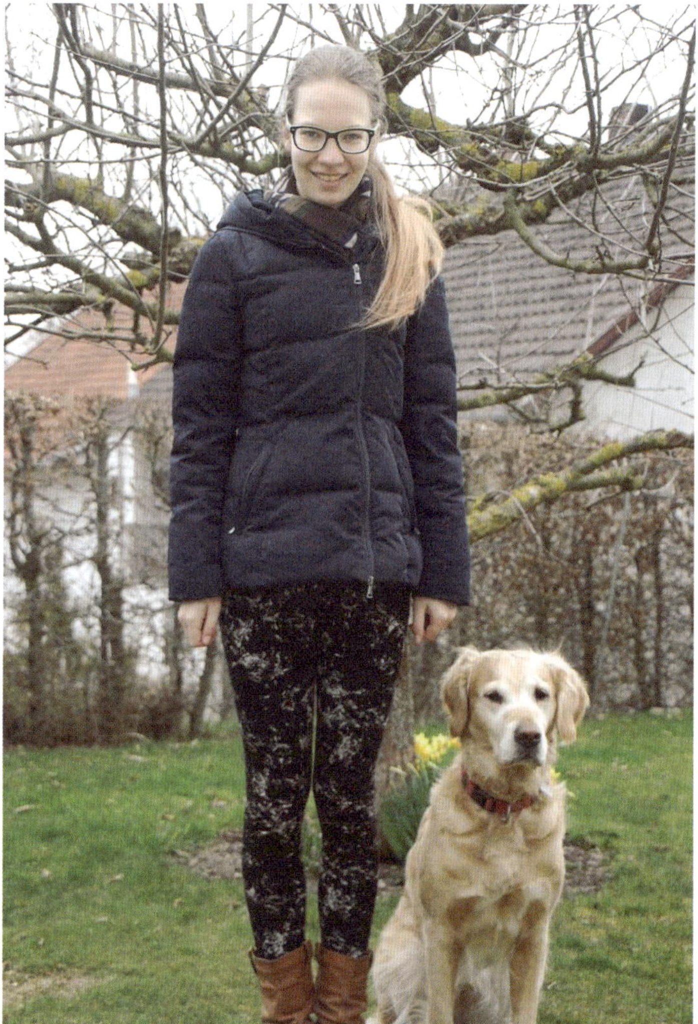

Januar 2016. Vor meiner ersten Zumba-Stunde

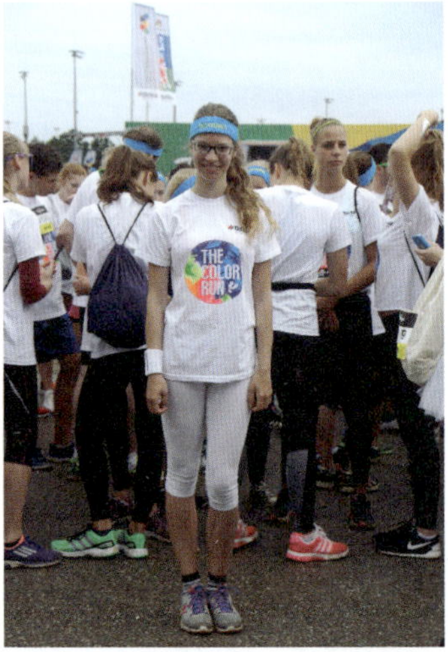

Color Run 2016

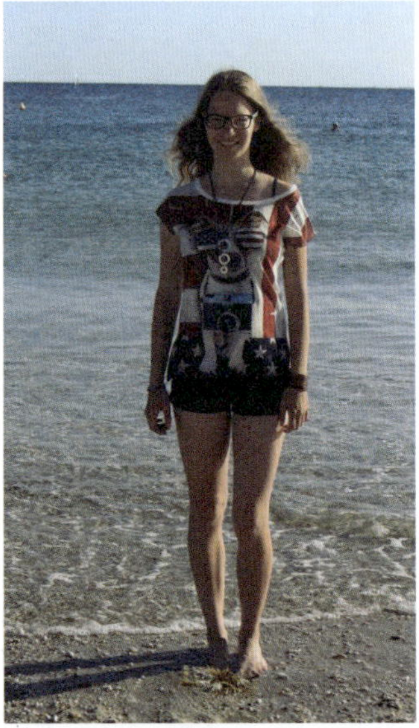

Meer, Sand und Sonne. Leben.

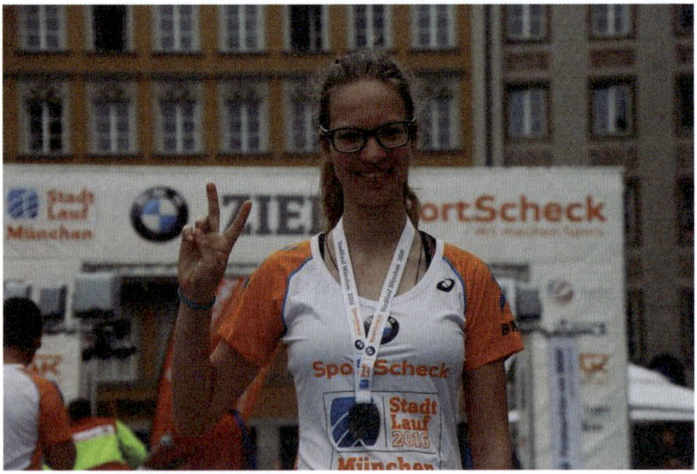

Stadtlauf 2016. Geschafft!

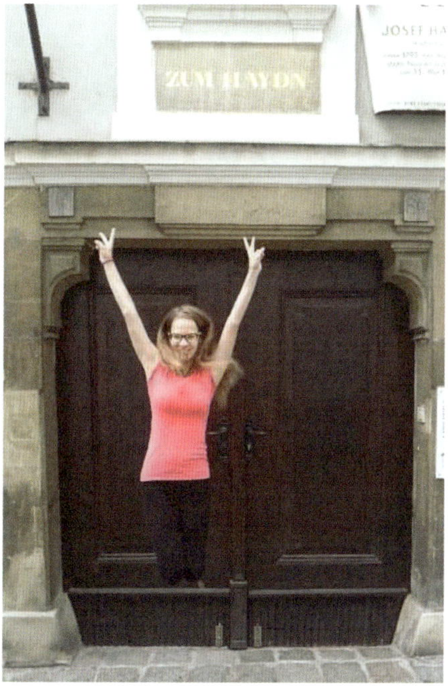

Sommer 2016. Mit Julia alleine nach Wien.
Endlich das Haydn-Haus sehen!

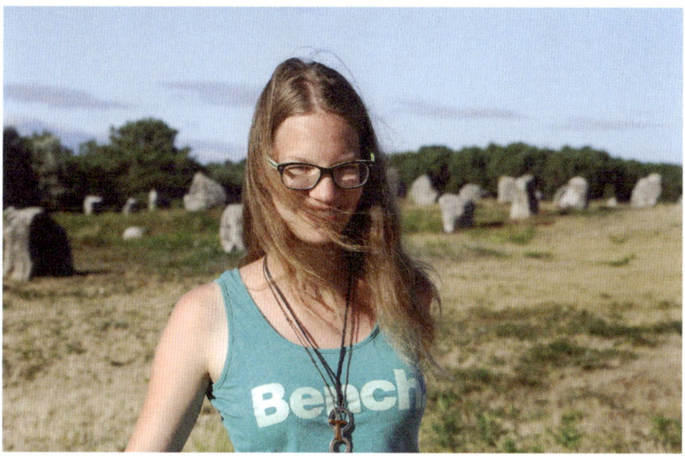

Sommer 2016. Endlich Wind in den Haaren fühlen

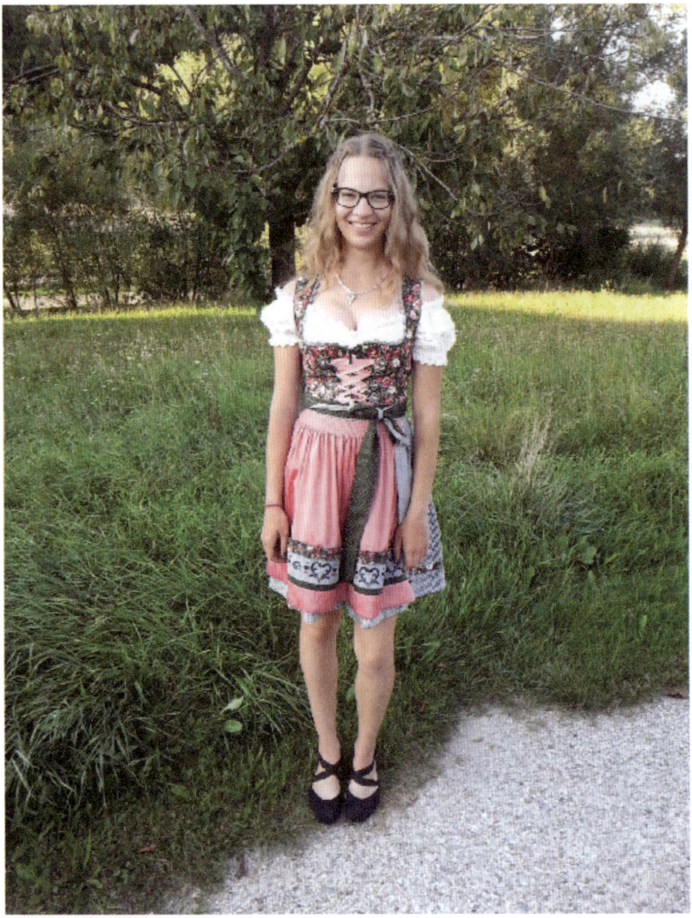

Herbst 2016.

Ich gehe zu meinem ersten Termin zu Frau Stern ins Krankenhaus und setze mich demonstrativ auf einen Stuhl vor Frau Legos Türe. Ich unterdrücke meine Tränen, ich werde nicht weinen. Ich ziehe den Kopf zwischen meine Schultern. Ich höre Schritte und schaue gar nicht erst auf. Jemand setzt sich auf den Stuhl schräg neben mir. „Hallo Laura." Ich schaue hoch. Frau Lego. „Hallo Laura." Nein. „Ich darf eigentlich nicht hier sein, aber ..." Ich weine. Riesige, warme Tränen laufen mir über mein Gesicht. „Nicht weinen."
„Es tut mir alles so leid, was ich gesagt habe, ich ..."
„Scht, das passt. Es ist okay! Ich weiß ..."
„Ich", ich gebe ihr meinen Brief. „Soll ich ihn jetzt gleich lesen?" Ich schüttle weinend den Kopf. Ich will ihr tausend Sachen sagen, aber schaffe kein einziges Wort. „Du musst jetzt alleine zu Frau Stern." – „Nein", flehe ich. „Doch. Du musst jetzt stark sein. Du kannst danach noch kurz zu mir kommen und tschüss sagen, okay?" Sie geht. Meine dicken Tränen tropfen immer weiter. Ich starre auf Frau Legos geschlossene Tür, hinter der sie sitzt. „Hallo Laura", ich drehe den Kopf. Frau Stern. „Hallo." – „Kommst du mit mir mit?" Nein. „Okay", flüstere ich.

Eine Woche später gehe ich wieder zu Frau Stern. Wir verhandeln die ganze Stunde an meinem Gewichtsvertrag und einigen uns irgendwann auf eine wöchentliche Zunahme von 300 g mindestens; wenn ich es eine Woche nicht schaffe, muss ich in der nächsten mindestens 600 g zunehmen und wenn ich es dann wieder nicht schaffe, muss ich in eine Klinik. Es gilt bis zur oberen Grenze des Untergewichts: 54 kg. Dann muss ich weiter bis zu 57 kg zunehmen, aber ohne diese Schritte. Ich weine, weil ich so verzweifelt bin. Ich will leben und ich will gesund sein. Aber ich fühle mich jetzt schon so dick. Der Gedanke, dass ich noch so viel zunehmen muss, macht mir Angst. Aber ich will es schaffen. Für Frau Lego. Und ein bisschen auch für mich.

10. Kämpfen

Dezember 2015: 49 kg

Ich sitze vor meinem Frühstück und schaffe es nicht zu essen. Ich rede mir ein, dass ich so oder so zunehme, auf Station oder zu Hause. Disziplin ist nicht nur, Magersucht zu haben und nicht zu essen. Disziplin ist, Magersuch zu haben und essen zu müssen. Es fühlt sich an, als würde mit meinem Gewicht auch mein Eisberg und mein Gefühlschaos aus Verzweiflung, Einsamkeit und all dem anderen schwerer werden. Ich habe das Gefühl, mich zu verlieren. Ich kann keine Grenze ziehen zwischen Magersucht und mir. Ich will mich nach dem Frühstück übergeben, aber versuche es stattdessen mit Skills. Wenn ich übermorgen nicht 50,8 wiege, muss ich in die Klinik. Ich gehe zur Schule. Es ist kalt, ich bin traurig und schäme mich für meinen Körper. Dann denke ich an meine Erlebnisse aus dem Krankenhaus. Ich will leben. Es fühlt sich an, als würde ich durch das Essen zwar nicht in meine Haut, aber dafür in meine Seele ritzen. Dort, wo es niemand sieht, aber wo es umso mehr weh tut. Aber ich will meine Ziele trotzdem erreichen. Ich will mein Leben zurück. Ich will Sonne erleben, Wind, Schnee und Regen. Ein Konzert, Schwimmen, Sport. Und dieses Mal will ich diese Ziele wirklich alle erleben. Dieses Mal hab ich keine Angst vor meinen eigenen Zielen, so wie vor einem Jahr, als ich dann im letzten Moment zu große Angst hatte, in den Wald zu gehen und zu schreien. Dieses Mal will ich keine Angst vor meinen Zielen haben. Dieses Mal hängt kein Ziel von einem anderen Menschen ab wie letztes Mal an Frau Winter. Dieses Mal werde ich mich trauen und einen neuen Sport suchen, der mir gefällt, und dann auch hingehen.

Ich gehe zu Frau Stern. „Deine Vergangenheit und deine Geschichte haben dich in der Hand und bestimmen dich. Durch das Schreiben nimmst du deine Geschichte in die Hand und machst etwas damit."
Ich glaube, genau deswegen ist es mir so wichtig zu schreiben. Hier habe ich meine Geschichte in der Hand. Ich finde die Worte, ich lasse meine Geschichte nicht mein ganzes Leben und jede Sekunde durchdringen. Wir reden weiter über positive Dinge. Über meine Ziele und über das, was in den letzten Tagen passiert war. Darüber, dass ich das erste Mal in einer Disco war und darüber, dass ich mich für einen Yoga-Kurs angemeldet habe. Und je mehr wir darüber reden, umso mehr will ich weiterkämpfen und gesund werden. Und jetzt kämpfe ich für mein Leben, wo ich doch nicht mal

weiß, was das ist. Jeder Schritt ist ein Kampf. Weil die Magersucht mich umklammert. Und ich, wo ich mich doch verloren habe, muss kämpfen. Für mich. Ich muss mich rund um die Uhr daran erinnern, dass ich das Leben kennen lernen will, bevor ich sterbe. Ich will aufhören, gegen mich zu kämpfen. Ich will für mich kämpfen. Für das Leben. Ich hole mir zu Hause mein Bild von mir selbst in Lebensgröße heraus und lege mich darauf. Dann verliere ich die Fassung und fange an zu weinen. Ich will die Magersucht nicht loslassen. Aber irgendwie überwiegt mein Lebenshunger und ich weiß, dass der Moment kommen wird, an dem ich einen gesunden Körper haben werde. Und mein Leben. Und dafür muss ich dieses Bild vor mir loslassen. Eine Träne tropft auf die mageren Linien und ich schließe meine Augen. Irgendwann stehe ich wieder auf und hole die Liste mit den Dingen, die ich noch erleben will, und wische meine Tränen weg. Das hier ist doch viel schöner als die dünnen Linien. Ich habe doch ein Leben und Ziele. Ein Leben aufzubauen ist doch besser, als eins wegzuwerfen.

Verlassen
Ganz alleine
Um mich rum nur Leere
Einsam
Wie ein Stern am Himmel

Verloren
Ohne Halt
Entfernt von allen anderen
Hilflos
Wie ein Stern am Himmel

Zart
Und zerbrechlich
Ohne Schutz und Halt
Verletzlich
Wie ein Stern am Himmel

Verloren
In dem Dunkel
Alles ist so schwarz
Ich falle immer weiter
Wie ein Stern vom Himmel

Ich esse den ganzen Tag über so viele Kalorien, dass mir mein Bauch weh tut. Ich bin voller Verzweiflung, aber weiß, dass ich nicht aufgeben darf, wenn ich eine Chance haben will. Ich denke an die Worte des Chefarztes: „Zu Hause ist es gewolltes und geplantes Scheitern." Ich werde es schaffen. Ich denke an Frau Legos Worte: „Du kannst es schaffen!" Ich muss es zumindest nochmal versuchen bis übermorgen. Ich stärke mich mit meinen Erfahrungen aus dem Krankenhaus. Ich zwinge mir Mengen an Kalorien rein. Ich denke an die Worte des Chefarztes: „Unter 54 kg darfst du nicht mal darüber nachdenken, ob du dich schön findest und magst!

Das klärt sich alles, wenn du ein gesundes Gewicht hast. Dann kann man etwas ändern: Sport treiben und Muskeln aufbauen oder noch weiter zunehmen. Aber bis dahin darfst du dir keine Gedanken machen, ob du dich schön findest."

Ich wiege 50,9 kg. Ich bin so erleichtert, dass ich den Gewichtsvertrag wieder eine Woche geschafft habe. „Du hast dir ja für heute gewünscht, dass wir an deiner Körperschemastörung arbeiten", sagt Frau Stern. „Ich habe mir eine Übung überlegt. Aber schieben wir erst mal Tisch und Stühle zur Seite." Als alles am Rand steht, gibt sie mir ein Wollknäul. „Ich möchte, dass du den Umfang deiner Taille abschätzt und mit der Wolle einen Kreis legst." Ich stehe da und überlege. Ich gehe langsam in die Knie und lege einen Kreis. Ich verändere ihn hin und her, bis ich meine Schätzung realistisch finde. Ich stehe auf und schaue den Kreis nochmal an. Ja, so fühlt sich meine Taille an. Der Kreis passt. Ich schaue auf und zu Frau Stern. „Okay?", fragt sie. „Okay." Sie schneidet das übrige Wollknäul ab und gibt es mir: „Und jetzt misst du den Umfang deiner Taille nach und legst einen Kreis daneben." Ich schaue auf den Kreis vor mir und das Knäul in meinen Händen. Zögernd lege ich die Wolle um meine Taille und wickle sie um mich. Ich schneide den Faden ab und lege ihn auf dem Boden zu einem Kreis. Ich stehe auf und schaue beide Kreise an. Ich bin schockiert davon. „Ziemlicher Unterschied, oder?", fragt Frau Stern nach einer Weile. „Ja." – „Wie geht es dir damit?", fragt sie. „Ich weiß nicht, es ist so schwer zu glauben, dass ich so dünn bin und mich gleichzeitig so dick fühle. Ich kann nicht glauben, dass ich das da bin." – „Findest du es schön, wenn deine Taille so dünn ist wie die Messung?" – „Ich weiß nicht. Sie wirkt so unecht. Es ist schwer einzuschätzen, wenn ich die Schnüre so auf dem Boden sehe", sage ich. „Nimm doch die geschätzte Länge und lege sie um deine Taille." Ich zögere: „Ich glaube, ich will es gar nicht sehen …" – „Doch", sie lächelt. Ich lege ganz langsam die Schnur um mich. Mir wird schwindelig, als ich das Loch zwischen meinem Bauch und der Schnur sehe. Meine Schätzung war so groß. Ich schaue auf die gemessene Länge auf dem Boden: Aber so dünn kann ich doch auch nicht sein! Wer bin ich? Frau Stern lässt mir Zeit mit diesen Gedanken und dann sagt sie, dass ich sicher nie so dick werde, wie ich glaube. Ein bisschen breiter als der dünne Kreis auf dem Boden, aber nicht viel. „Was denkst du gerade?", fragt sie. „Der dünne Kreis ist ja nicht mal ein Kreis, so kurz ist die Schnur." Wie soll das dann meine Taille sein? Wie soll ich das sein? Wie kann ich mit dieser Taille leben?

„Ja, der ist nicht mal ein Kreis. Aber das bist du! Du hast es selbst gemessen! Das bist du!" – „Oh Gott!" Ich breche beinahe ein. „Es ist okay, Laura." Wir machen das gleiche mit meinen Oberschenkeln. Wieder kann ich es nicht glauben, als ich die Realität auf dem Boden vor mir sehe. Das kann kein Oberschenkel sein – schon gar nicht meiner! Ich starre die Kreise vor mir an. Irgendwann sage ich: „Ich kann es nicht annehmen. Ich sehe die Realität vor mir, aber ich kann es nicht glauben. Ich fühle es nicht so. Das bin nicht ich." Doch sie entgegnet: „Laura, das bist du. Und du bist okay. Es ist okay." Ich schaue die Kreise an und bin fertig mit der Welt. Weiß nicht mehr, was ich denke. Was ich glaube. „Es ist okay. Du schaffst das. Im Moment ist dein Körper so, aber das wird alles gut werden", sagt sie immer wieder. Sie stellt sich neben mich und zum ersten Mal habe ich das Gefühl, dass sie mich versteht.

Weihnachtsferien 2015/2016: 48,5 kg
In den Ferien muss ich es über die 50 schaffen, am Donnerstag nach den Ferien brauche ich mindestens 51,6 kg für den Vertrag. Allein die Vorstellung bringt mich in Verzweiflung. Aber die letzte Therapie hat viel in mir bewegt. Wenn ich mir jetzt vorstelle 4-5 kg zuzunehmen; die Kreise können gar nicht mehr so dick werden! Aber wenn ich mir dann vor dem Spiegel vorstelle, dass meine Taille auch nur 2 mm breiter wird, ist es viel zu dick. Ich schaue immer wieder die Fotos an, weil ich es nicht glauben kann. Am Abend gehe ich das erste Mal ins Yoga. Davor färbe ich meine Haarspitzen pink und dann gehe ich das erste Mal mit Hannah ins Yoga. Es ist ein schönes Gefühl, beide Ziele erreicht zu haben. Im Yoga ist mir ein bisschen schwindelig, aber ich will nicht aufgeben. Ich merke, es tut mir gut, zum ersten Mal wieder ganz leicht mit meinem Körper zu arbeiten. Er fühlt sich ganz fremd an. Manche Übungen setze ich aus, weil mein Herz sticht, aber mir tut die Stunde trotzdem gut. Danach stehe ich zum ersten Mal mit einem ganz leichten Lächeln vor einem Spiegel. Das Leben ist

doch gar nicht so schlimm und zum ersten Mal habe ich wirklich Ziele erreicht: Haare tönen und Yoga. Vielleicht ist der Weg, auf dem ich bin, gar nicht so falsch. Vielleicht ist das Leben viel bunter und schöner als die Magersucht.

Ich frühstücke und räume mein Zimmer auf. Wir gehen wie jeden 25. Dezember mit der Verwandtschaft meiner Mama griechisch essen. Ich packe meine Skills-tasche ein und lege auch die Fotos aus der Therapie von den Kreisen mit dazu. Wir haben einen Tisch in der Ecke. Ich sehe an den Nachbartischen, wie abartig groß die Portionen hier sind und nehme einen kleinen Ball in die Hand, während ich die Karte lese. Ich suche einen Salat aus. „Es ist nur Salat", rede ich mir ein, als ich den Berg auf meinem Teller sehe. Oben drauf liegt Schafskäse. Ich esse einen Teil der Portion, aber nicht alles. Wir fahren alle zu uns nach Hause. Die anderen machen dann einen Spaziergang. Ich bleibe im Haus, weil ich sogar hier schon friere und Zeit für mich benötige.
Ich brauche in 2 Wochen mindestens 51,6 kg. Ich kämpfe schon wieder gegen mich statt für mich. Ich ziehe meine Kraft daraus, dass ich mich verletze und nicht genug esse. Ich vergesse dadurch die Narben in meiner Seele und schlage gleichzeitig neue. Ich habe doch Ziele! Ich habe doch ein Leben! Ich will nicht verlieren.

Hasse meinen Körper, hasse mich,
komme nicht mehr klar,
bin so verlassen, einsam, verloren,
habe nur die Magersucht.
Hol mir Halt von der Zahl auf der Waage,
bin doch nicht ganz allein.

Mir ist kalt, bin zerbrochen,
verletzt, kaputt,
schaue in den Spiegel
und finde mich nicht,
habe mich selbst verloren,
weiß nicht, wie ich bin.

Ich fühle meine Angst nicht mehr,
ganz frei von den Gefühlen,
versteck alles hinter meiner Hülle,
undurchschaubar, das einzige, was bleibt,
ist Schwäche.
Mein Herz, so langsam, schwach.
Ich komme nicht mehr klar mit mir.

Ich stehe auf der Waage und starre die Zahl an. Ich habe die Worte vom Seelsorger aus dem Krankenhaus im Kopf: „Reduziere dich nicht auf dein Gewicht! Du bist so viel mehr wert!"

Was ist mit mir passiert? Ich war doch auf so einem guten Weg! Ich muss es schaffen. Ich rolle meine Zeichnung von mir selbst und die Fotos von den Kreisen von meinen Umfängen aus und denke an meine Ziele. Was kann ich wie erreichen? Ich habe doch ein Leben und ich habe Ziele. Warum stehe ich nicht auf und kämpfe? Ich alleine kann mein Leben leben. Ein Leben aufzubauen ist doch besser, als es wegzuwerfen. Ich will das in mir sehen, was die anderen Menschen in mir sehen können. Mehr sein als Magersucht und Zahlen. Und wenn ich an Frau Lego, Emilie, meinen Pfarrer, die Eindrücke aus dem Krankenhaus und an all das denke. Ich bin es wert zu leben und ich kann es schaffen. Ich kann mir mein Leben aufbauen.

Die 5 an erster Stelle auf der Waage ist seltsam – ich fühle mich seltsam. Aber irgendwoher nehme ich die Kraft, mir wieder zu sagen, dass es okay ist. Dass ich kämpfen und leben will. Ich sehe Frau Lego, wie sie immer gesagt hat: „Du schaffst es!“ Ja, ich will es schaffen.

Ich brauche heute 51,6 kg. Um halb zwei gehe ich zum BKH. Ich weiß, dass ich es nicht geschafft habe. Mein Mittagessen hat das fehlende Kilo sicher auch nicht rausgerissen. Ich war in der ersten Ferienwoche nicht motiviert; sonst hätte ich es geschafft. Ab der Hälfte habe ich wieder mehr für mich gekämpft. Ich sitze Frau Stern gegenüber. „Was war denn positiv in den letzten drei Wochen?“, fragt sie. „Ich habe mit Emilie Musik gemacht.“ Frau Stern sieht mich abwartend und erwartungsvoll an. „Noch was?“ – „Ich war Sternsingen.“ – „Noch irgendwas?“ Wir reden weiter und nach einer Stunde sieht sie auf die Uhr. „Laura, das ist jetzt ein krasser Sprung, aber ich muss dich noch wiegen ..." – „Nein, bitte, nein", bettele ich. „Ich weiß, aber ich muss." 51,3 kg. Ich habe es nicht geschafft. Ich stehe weinend auf der Waage. Ich steige ganz langsam herunter und ziehe mich an. Frau Stern sagt nichts und ich will gehen. Sie setzt sich. „Laura, setz dich bitte auch nochmal." Ich setze mich langsam. „Es ist alles okay", sagt sie. Ich lege meine Arme vor mir auf den Tisch und stütze meinen Kopf darauf. „Laura, alles ist gut. Du kannst es noch schaffen. Du musst nur den Rückstand nachholen. Du schaffst es noch!" – „Nein, ich kann es nicht." – „Doch, du schaffst es, okay?" Sie steht auf, ich stehe auf, nehme meine Tasche.

Donnerstag 51,9 kg

Wieso nehme ich von den riesigen Portionen, die ich esse, nicht zu? Der Schultag zieht sich in die Länge. Ich denke nur daran, wie ich an das fehlende Kilo komme. In der 6. Stunde gehe ich aus dem Unterricht, weil sich alles um mich dreht und ich Tränen in den Augen habe, als Flashbacks losgehen. Ich lasse kaltes Wasser über meine Arme laufen und will durch den Schulpark gehen. Aber mein einziger Gedanke ist, dass ich davon nur wieder abnehme. „Wenn ich mich aufgebe, habe ich schon verloren. Ich muss an mich glauben, ich habe noch 3 Tage." Ich gehe in die Klasse und denke an Frau Sterns „Du schaffst das!" und wische meine Tränen weg.

Ich brauche 51,9 kg oder ich komme in die Klinik. Ich esse viel zum Frühstück. In der Schule esse und trinke ich die ganze freie Zeit. Ich denke immer nur daran, wie viel ich auf die Waage bringe. Nachmittags gehe ich zum BKH. Ich sehe den Chefarzt vor mir, als er sagt, zu Hause zu bleiben sei gewolltes Scheitern. Ich muss es schaffen! Ich sitze zitternd im Wartezimmer und habe Angst. „Hallo Laura“, begrüßt mich Frau Stern. „Hallo.“ Wir gehen in Frau Sterns Zimmer. „Wie war deine Woche?“ – „Können Sie mich einfach wiegen?“, bitte ich. „Klar, ich wollte dich nicht gleich damit überfallen.“ Sie stellt die Waage auf und ich ziehe mich um. Ich stehe zitternd davor. „Na komm.“ Ich steige darauf und schaue nicht auf die Anzeige. „Kannst wieder runter.“ – „Geschafft?“, frage ich ängstlich. „Aber so was von: 53,4 kg.“ Ich war noch nie so erleichtert. Ich habe es geschafft. Ich muss in keine Klinik. „Erleichtert?“ – „Ich habe mich schon aufgegeben, weil ich in der ersten Hälfte der Woche nicht zugenommen habe. Und dann ging es plötzlich ganz schnell. Ich habe ganz viel gegessen, mir war nur noch schlecht und mein einziger Gedanke war, dass es aufhören soll.“ Und ich habe vor meinem Termin 2 Flaschen getrunken. „Bald ist es vorbei; 700 g.“ Noch 700 Gramm! Ich fühle mich doch jetzt schon wie eine Kugel. Aber ich habe es geschafft.

Als ich nach draußen gehe, schneit es. Ganz kleine Flocken. Ich weine vor Freude: Ich lebe. Ich habe mir im Krankenhaus so gewünscht, noch ein Mal Schnee zu erleben. Heute darf ich es fühlen. Schnee auf meiner Haut. „Hallo Leben“, flüstere ich und merke, wie ich lächle.

11. Leben

Januar 2016: 53,2 kg

Ich esse und trinke den ganzen Schultag über sehr viel, um die Zunahme noch zu schaffen. Bei Frau Stern stehe ich auf der Waage: 54,9 kg – Ich freue mich so sehr, weil ich es geschafft habe. Ich habe es geschafft. Ich weiß, dass ich mit leerem Bauch nicht 55 kg wiege und deshalb bin ich nicht schockiert. Ich freue mich, dass ich hier im BKH endlich über den 54 kg bin. Endlich gilt der Vertrag mit der wöchentlichen Zunahme nicht mehr. Endlich fällt dieser Druck von mir ab, die Zunahme schaffen zu müssen. Endlich nicht mehr Übermengen essen müssen, um es zu schaffen. Ich habe die Zunahme geschafft. Tausend Gedanken schießen durch meinen Kopf: der Chefarzt, der gemeint hat, es wäre gewolltes Scheitern. Frau Lego, Frau Winter und Herr Berger, die an mich geglaubt haben. Mein Pfarrer und der Seelsorger im Krankenhaus. Alles in mir dreht sich und eine Last fällt von mir. Es ist vorbei. Und dann sehe ich, wie ich am Freitag vor meinem Spiegel gestanden bin und die Hand nach mir ausgestreckt habe. Ich habe mich sehen und annehmen können. Ich fühle mich okay, so wie ich bin. Ich habe ein fast gesundes Gewicht, ich habe es wirklich geschafft.

Wir setzen uns und ich merke, dass ich viel aufrechter und selbstbewusster als sonst dasitze. Frau Stern freut sich und sagt, dass ich stolz sein kann. Früher habe ich immer Bestätigung von anderen gebraucht, aber jetzt sind mir die vielen kleinen Schritte, durch die ich das

Leben und mich selbst wiederfinde, viel mehr wert als alle Worte von anderen Menschen. Ich höre sie und freue mich auch darüber, aber ich weiß, dass mein Leben nicht aus Bestätigung, Ermutigung und Worten von anderen Menschen bestehen sollte.

Ich gehe aus dem BKH und lächle. Ich habe es geschafft, die Zunahme ist vorbei. Ich war stärker. Nie habe ich mich so gefreut, so schwer zu sein. Wirklich zufrieden bin ich mit mir und meinem Gewicht nicht und ich weiß, dass die Magersucht nicht aus meinem Kopf verschwunden ist, aber im Moment zählt nur, dass die Zunahmen vorbei sind, der Druck durch den Vertrag, dass ich lebe. Dass ich es geschafft habe, nicht in irgendeine Klinik muss. Dass ich meine Ziele sehen kann. Wieder ein bisschen lächeln kann. Dass ich jetzt hier stehen kann und den Wind in meinen Haaren fühle.

Ich schaue mich im Spiegel an. Ich sehe mich dick und dünn gleichzeitig und weiß gar nicht mehr, wie ich mich einordnen soll, ob ich mich heute mögen darf oder hassen soll. Nein. Die Zeiten, in denen ich nur mein Gewicht und mein Körpergefühl war, sind vorbei. Dieser Tag hat zumindest die Chance, schön zu werden – unabhängig vom Gewicht. Dann ist heute eben einer der Tage, an denen ich mich unwohl in mir fühle, aber es gibt doch auch andere Sachen in meinem Leben und auch an mir. Ich schaue mich nochmal an und konzentriere mich auf meine Haare und meine Augen, mit denen ich heute okay bin. Das Körpergefühl ausblenden;

ich bin mehr – mein Leben ist mehr. Ich gehe zur Schule und habe „Wie schön du bist“ im Kopf. Als ich alleine über die Brücke vor der Schule gehe, sehe ich die Isar und den Sonnenaufgang. Es sieht so schön aus. – Dieser Moment war es wert, heute zur Schule zu kommen. Egal, was heute passiert.

Ich wiege mich noch jeden Tag. Jeden verdammten Tag. Ich kann nicht damit aufhören. Ich kann meinem Körper nicht trauen, ich brauche diese Zahl.
Ich sitze alleine zu Hause und weine, weil ich Frau Lego vermisse und mich schrecklich fühle.
Irgendwann rufe ich meiner Freundin Julia an und frage sie, ob sie sich spontan für einen Zumba-Kurs mit mir anmelden will. Ich brauche Abwechslung und ich will endlich wieder Sport machen, wenn ich schon so viel zugenommen und gekämpft habe. Den Fehler, meine Ziele dann doch nicht umzusetzen, mache ich nicht nochmal. Und Zumba hört sich spannend an und macht mit einer Freundin zusammen bestimmt Spaß.
Am selben Abend ziehe ich zum ersten Mal seit einem Jahr meine Sportklamotten an. Wir fahren gemeinsam in die Stadt und gehen in den Raum in der Volkshochschule. Es sind ein paar junge Frauen da und wir stehen vor einem großen Spiegel. Nach einer kurzen Einführung tanzen wir zu lauter Musik. Beim Aufwärmen ist ein Teil mit Luftboxen dabei und die Kursleiterin schreit gegen die Musik an, wir sollen an etwas denken, das uns heute wütend gemacht hat. Ich weiß nicht, ob es Wut ist, es ist auf alle Fälle Verletztheit. Und dann lasse

ich es raus. Als das neue Lied beginnt, bin ich entspannter und denke nicht mehr an das von heute Vormittag und das von den letzten Tagen. Ich tanze und sehe mich im Spiegel. Und neben all den Frauen finde ich mich dünn. Ich finde mich schön. Und zerbrechlich. Es hat sich gelohnt zu kämpfen. Ich will nie mehr aufhören, so zu tanzen und zu lachen. Ich will dieses Gefühl nie mehr loslassen.

Mich selbst noch nie gesehen,
nicht gewusst, dass es mich gibt,
nur gegen mich gekämpft,
jeden Teil von mir gehasst.

Nie gesehen, wer ich bin,
immer nur am Scheitern,
mich selber aufgegeben,
nie an mich geglaubt.

Mich an Hoffnung geklammert,
nicht sehen wollen,
dass ich mich tragen muss,
weil ich mir zu schwer bin.

Immer weiter fliehen,
vor mir selbst und meinem Leben,
immer mehr verstecken
mich selbst dabei verlieren.

Lernen loszufliegen,
mich selber endlich sehen,
gehe den Weg zu mir,
endlich wieder leben.

Ostern, März 2016

Ich wiege 51,5 kg. „Ich will nicht 200 g mehr als gestern haben!“, denke ich verzweifelt. Und da merke ich, wie verrückt es ist. „Ja und? Was habe ich davon, wenn ich deswegen heute wieder hungere?“, sagt eine Stimme in mir, die viel lauter als sonst ist. Ich steige von der Waage und gehe in mein Zimmer. Die Sonne scheint durch mein Fenster und ich spüre, dass ich lebe. Die Sonne scheint und ich sehe es nicht nur durch ein Krankenhausfenster. Ich kann meine Balkontür aufmachen und die Sonne auf meiner Haut spüren. „Es ist doch so egal, wie viel ich wiege. Es ist Ostern. Ich will gesund sein.“ Als ich mich umgezogen habe, gehe ich nach unten zum Frühstück. Meine Großeltern und mein Onkel sind da. Ich will, dass es besser wird als letztes Jahr. Ich will unbeschwert sein können und frei. Auf dem Tisch stehen Brote und Eier, Wurst, Käse, Obst, Kuchen, ein Hefezopf, Kekse, Schokolade und so viel mehr. Aber ich fühle mich nicht erschlagen, weil ich weiß, dass ich genau das essen kann, was ich will. Im Gegenteil, der Tisch sieht schön aus und ich habe Hunger. Nachdem ich alles fotografiert habe, essen wir. „Brot bringt mich nicht um. Es ist etwas zu essen. Essen gibt meinem Körper Kraft“, sagt eine Stimme in mir und ich esse. Ich esse, bis ich satt bin und ich unterdrücke die Stimme, die Kalorien zählen will. Wir bleiben den ganzen Vormittag sitzen und es ist schön, so langsam und gemeinsam zu essen. Irgendwann schaffe ich es, von der Schokolade zu essen. „Schokolade bringt mich nicht um. Im Gegenteil.“ Mein Bruder und mein Onkel gehen später mit mir nach draußen und wir spielen Frisbee. Dabei fällt mir ein, wie es das ganze letzte Jahr war, wenn ich mich bewegen wollte. Länger als 10 Minuten hat Mama mir mit meinem Gewicht nie erlauben können. Und jetzt kann ich durch den Garten laufen, ohne an die Zeit zu denken, und ohne an die Kalorien, die ich dabei verbrauche. Wir gehen mit unserem Hund spazieren und ich merke, wie warm die Sonne scheint. Wie schön es ist zu leben. Wirklich zu leben. Als wir am Nachmittag alle am Tisch sitzen und Kuchen essen, wird mir bewusst, dass ich jetzt normal nichts essen würde, weil ich am Vormittag schon viel gegessen habe. „Und wenn ich jetzt hungern würde, hätte ich doch auch nichts davon! Es ist so viel schöner, einfach zu leben."

Am Montag wiege ich mich das erste Mal nicht. Es ist ein komisches Gefühl, aber es ist schön. „Ich bin mehr als diese Zahl." Ich gehe an der Waage vorbei und zum ersten Mal ist es mir egal, was sie sagen würde. Die Sonne scheint. Ich habe Hunger. Und ich will heute einen neuen Tag erleben und keine Zahl sein.

April 2016: 53 kg
Ich sitze alleine auf dem Schulklo und weine. Die anderen sind mit Herrn Berger in der Mensa und essen. Als er uns vor dem Klassenzimmer abgeholt hat, bin ich weggelaufen. Ich wäre so gerne mitgegangen, aber die Stimme in mir hat mich weggetragen. Ich weine. Ich überlege, ob ich das Medikament für meine Periode nehmen soll, weil sie so lange aus ist. Ich weine immer

mehr, weil ich Angst habe, dass ich keine Kinder mehr bekommen kann. Ich hasse die Stimme in mir, die sagt, dass es gut ist, dass sie noch nicht wieder da ist, weil es ein Zeichen ist, dass ich noch eng bei der Magersucht bin. Was habe ich davon, wenn ich keine Kinder mehr bekommen kann?! Trotzdem ist diese Stimme so laut und ich zerreiße, weil ich hin- und hergerissen bin zwischen dieser Stimme und der, die gesund sein will. Ich glaube, ich bin zu zerbrochen. Niemand konnte oder wollte mich sehen, bis sich die Magersucht zu mir gesetzt hat. Mit ihrer eisigen Kälte. Sie zerreißt mich immer mehr. Wir können uns beide nicht mehr loslassen. Warum kann sie mich nicht leben lassen?
Frau Stern versteht die Stimme in mir, die es gut findet, dass meine Periode nicht mehr kommt. Und sie versteht auch, wie es mir auf der Toilette gegangen ist. Ich sage ihr, dass ich wütend auf mich war, weil ich so gern so wie die anderen Mädchen aus meiner Klasse gewesen wäre, die einfach lachend zum Essen gehen konnten und unbeschwert gegessen haben. Dass ich nicht mehr kann, weil fast jedes Essen ein Kampf ist zwischen Magersucht und meinem eigentlichen Ich. „Wut ist aber gut. Wenn man wütend ist, kann man etwas bewegen. Wenn man nur traurig ist, bleibt man still“, sagt sie. „Ich fühle mich, als würde ich nicht leben. Alle sind so unbeschwert und leben einfach. Und ich habe irgendwann damit aufgehört und jetzt kann ich die Magersucht nicht mehr loslassen.“ – „Warum nicht? Was braucht sie von dir?“ Ich antworte: „Ich weiß es nicht.“ – „Sie kontrolliert dich. Sie will die Macht über dich. Sie

ist nicht deine Freundin. Würdest du bei einer normalen Freundin bleiben, die nur lieb zu dir ist, wenn du das machst, was sie will?“ – „Nein. Aber sie ist anders.“ – „Was gibt sie dir?“, fragt sie. „Wenn ich ganz eng bei ihr bin und ganz wenig wiege, dann sind wir weg von allem. Dann fühle ich nichts mehr und alles ist egal.“ Die Therapeutin erklärt: „Sie hat Mauern um dich gebaut. Sie ist keine Freundin. Sie nutzt dich aus und will dich kaputt machen.“

Narben auf der Haut,
so verletzt und zerbrochen,
gezeichnet von Tränen.
Zahl auf der Waage,
so unberechenbar,
zerbricht mich jeden Tag.

Körper im Spiegel,
verzerrtes Bild,
erfroren in mir drin.

Sehe mein Spiegelbild
schrecklich verzerrt,
erkenne meinen Körper nicht,
sehe nur die riesige Zahl,
die alles entscheidet,
an der alles hängt.
Höre immer nur die Stimme,
eisig und so rau,
zerbricht mich immer mehr
und nimmt mich mit sich mit.

Jeden Tag noch leichter,
jedes Gramm an mir zu viel,
zerreiße immer mehr
und verliere mich dabei

Juni 2015: 52 kg
Die Sonne scheint in mein Zimmer und ich fühle beim Aufwachen, wie mich Lebensfreude durchströmt. Ich freue mich auf den Tag und „Kinder laufen für Kinder“, einen Spendenlauf in der Nähe meiner Schule, für den ich angemeldet bin. Ich gehe zum Frühstück und dann bringen meine Eltern mich zum Startpunkt. Nach jedem Kilometer spüre ich mehr Anstrengung und Freude am Sport. Meine Bewegungen werden immer fließender und ich fühle, wie sich Leichtigkeit in mir ausbreitet. Ich will immer weiterlaufen; nicht gegen mich oder wegen irgendwelchen Kalorien, sondern weil ich mit meinem Körper arbeite und das Laufen genieße. Nach 16 km merke ich, wie schwer meine Beine sind, aber ich mache mir 20 km zum Ziel und laufe weiter. Als ich nach der 20. Runde durch das Ziel laufe, bin ich stolz auf mich und meinen Körper. Ich kann nicht glauben, was ich geschafft habe. Es fühlt sich unbeschreiblich an und am liebsten würde ich dieses Gefühl abspeichern, damit es nie mehr aufhört. Es ist doch so viel schöner etwas zu schaffen und mit mir zu arbeiten, als gegen mich und das Leben zu kämpfen.

Halt zerbricht
Und alles reißt
Mich mit sich mit
In die Tiefe
Alles stürzt ein
Und fällt auf mich
Bin nur eine Scherbe
In meinen Trümmern

Alles dunkel
Und so kalt
Keine Hoffnung
Bin zerbrochen
Zerrissen
Und falle immer tiefer
Verloren
Zahlen, Kontrolle
Gebe mich auf
Suche nach Halt
Der bleibt

Zerbrochen
Wie eine Scherbe verletzt
Nicht wert
Zu leben
Zerrissen
Ein Teil von mir verloren
Gefangen, ganz weit weg
Eisig kalt und fremd
Gefallen
Ganz tief unten
Zu schwer für Halt
Zersplittert

Ein paar Wochen später stehe ich auf und fühle mich lebendig. So lange habe ich auf diesen Tag gewartet. Ich war zu schwach, als dass Frau Lego oder Frau Stern mir erlaubt hätten, in die Uni zu fahren, um eine Lesung anzuschauen. Nach so langer Zeit habe ich genug Gewicht, um nach Regensburg fahren zu dürfen. Ich frühstücke und packe mir Essen für unterwegs ein. Es ist wie selbstverständlich, dass ich mir etwas mitnehme. Mama bringt mich zum Bahnhof und dann fahre ich alleine mit dem Zug weiter nach Regensburg. Ich höre „Wie schön du bist" und schaue aus dem Fenster. Ich erinnere mich, wie oft ich in letzter Zeit davon geträumt habe, in die Uni fahren zu dürfen und bin froh, dass ich leben darf und hier sein darf. Alles, was in letzter Zeit schlecht gelaufen ist und mich belastet hat, ist ein bisschen weiter weg und ich weiß, dass es sich gelohnt hat, alles auszuhalten, um jetzt hier zu sein. Als ich aussteige, muss ich mich erst orientieren und laufe dann mit meinem Stadtplan zur Uni. Ich finde den Hörsaal für die erste Lesung und setze mich in die letzte Reihe. Zwischen den Lesungen esse ich, ohne mich irgendwie dazu zu zwingen. Die Gedanken sind nicht komplett weg, aber ich krieg es hin. Ich kann alleine essen und ich kann unbeschwert sein.

Wie ein Blatt
im Wind,
falle leise
und unscheinbar,
eins von hundert Blättern.

Verwelke
viel zu schnell,
ohne je geblüht zu haben,
verliere mich selbst,
zerrissen
und verletzt.
Falle
auf den Boden,
jeder tritt weiter
auf meine zerbrochenen
Scherben.

Absturz
Ins Dunkel
So kalt und tief
In tausend Scherben gebrochen

Haltlos
Zu schwer und unsichtbar
Verloren in Tränen
Und Blut

Zersplittern
Verletzt von allen Narben
Von meiner Zeit
Zerrissen

Knochen
Kalt und zart

Versteckt
Von all den Narben
Fangen
Alle Tränen
Zerbrochen und zersplittert.

Am Wochenende darauf bereite ich Teig für Stockbrote, Kuchen und Obstsalat vor. Die Zeit vergeht sehr schnell und dadurch werde ich ein bisschen von meinen Gedanken über mein Gewicht und die Schule abgelenkt. Ab dem späteren Nachmittag decke ich den Tisch im Garten und schichte Holz in eine Feuerschale. Nach einer Stunde stehen ein CD-Spieler, Blumen und Kerzen, Decken und meine Kamera und lange Holzspieße neben dem Tisch. Darauf stehen der Teig für die Stockbrote, Soßen, Würstchen, Käse, Kuchen, Schokolade, Gummibärchen und Marshmallows. Ich schaue auf die Uhr und ziehe mir schnell noch frische Klamotten an, bevor Antonia, Sarah, Emilie, Hannah und Julia kommen. Wir setzen uns an den Tisch und reden. Irgendwann zünde ich das Lagerfeuer an und jeder hält ein Stockbrot ins Feuer. Die anderen essen Würstchen dazu, aber ich esse seit meinem Aufenthalt im Krankenhaus keine toten Tiere mehr. Wir lachen viel, während wir ums Feuer stehen. Als alles leicht gebräunt ist, setzen wir uns an den Tisch, um zu essen. Es ist mir egal, wie viel Kalorien Stockbrot und all das andere haben, ich denke nicht darüber nach. Wir reden, essen und lachen und es ist zum ersten Mal seit der Magersucht normal für mich, unter Freunden unbeschwert zu essen. Als die anderen ein zweites und drittes Mal Brot und Würstchen in die Glut halten, esse ich mit. Und es ist kein Grund für mich, weniger glücklich dabei zu sein. Als es langsam dunkel wird, spielen Emilie und ich unser Duett mit Geige und Klavier vor. Danach lege ich Holz nach. Wir essen Marshmallows und als es richtig dunkel wird, setzen wir uns mit den Stühlen ums Feuer. Den ganzen Abend über läuft Musik und Schüsseln mit Gummibärchen, Schokolade und kleinen Gugelhupf-Kuchen gehen durch die Runde und ich esse, ohne mich schlecht zu fühlen. Ich will unbeschwert sein und frei essen und irgendwie passiert es wie von selbst. Wie wenn alle meine Freundinnen und ich, umgeben von dem ganzen Essen, der Musik und dem Feuer, ohne Worte die Magersucht ausgeschlossen hätten.

Gefangen
in schwarzen Schatten,
die alle Narben und Knochen verstecken,
nur ich kann es fühlen.
Zerbrochen
in tausend Splitter.
Und unzählige Scherben
spiegeln meine Narben.
Zerrissen
von der Angst
der ganzen kalten Zeit,
drückend und so kalt.

Verloren
in den schwarzen Schatten,
bedrohlich und aus Eis,
zersplittert
vor den Spiegeln
mit Narben und Tränen.
Überrollt
von einem Berg
aus tausend Steinen und spitzen Kanten.
Zerbrochen
unter all den Scherben.
Tief in meinem Herzen
zerrissen
von der hungrigen Zeit.

Antonia, Sarah, Emilie und ich wollen ein Geschenk für Hannahs Geburtstag suchen und Emilies Vorschlag ist, dass wir alle 5 das gleiche Top kaufen. 5 Minuten später stehen wir in einem Klamottenladen und die anderen suchen nach Tops. Mir ist schwindelig und ich muss mich zusammenreißen, als ich die dünnen Schaufensterpuppen sehe. Sarah zeigt mir begeistert ein Top und die anderen wollen, dass wir es alle probieren. Ich weiß nicht, welche Größe ich nehmen soll. Die Zwillinge nehmen M und das wirft mich einen Moment aus der Bahn, weil die beiden echt dünn sind. So überlege ich, ob ich eine Größe mehr brauche. Als Emilie ein S für sich nimmt und mir ein anderes S in die Hand drückt, sagt sie: „Ich bin optimistisch, dass mir S passt." – „Dann bin ich vielleicht auch optimistisch und probiere das S auch an. Aber ich nehme es eins größer auch mit.“ Das Top ist bauchfrei und ich ziehe es nur den anderen zuliebe an. In der Umkleidekabine verstehe ich gar nicht, warum mir S zu groß ist, aber Emilie passt. Den Zwillingen passt M. Ich stehe vor dem Spiegel. Mein Oberkörper würde fast nochmal unter den Stoff passen. Emilie sucht mit mir ein XS. Es ist immer noch ein bisschen zu weit, aber besser. Ich sehe uns zu viert alle in dem Spiegel mit dem gleichen Top. Ich sehe, dass ich viel dünner bin und zerbrechlich aussehe. Wir bleiben vor dem Spiegel und reden. Das Gespräch lenkt mich ab, und als Antonia fragt, ob wir das mit den gleichen Tops machen, schaue ich nochmal in den Spiegel. Ich sehe meinen Körper und auf einmal finde ich mich okay, so wie ich bin. Als wir aus dem Geschäft kommen, merke ich, dass mein Herz stolpert. „Ich brauche eine Pause und vielleicht ein bisschen Zucker.“ Ich bin es, die die Pause vorschlägt und sagt, dass sie etwas zu essen braucht. Im ersten Moment bin ich von mir selbst überrascht, aber dann bin ich stolz.

Ich frühstücke ein bisschen mehr als die letzten Tage und packe dann meine Taschen. Meine Eltern bringen mich nach München zum Stadtlauf. Mama und Papa stellen sich an den Rand und ich gehe auf die Startbahn zu den anderen Läufern. Ich habe mich für die Strecke über 10 Kilometer angemeldet. Um kurz vor halb elf machen wir ein kleines Aufwärmprogramm und dann gibt es den Startschuss. Ich laufe weit vorne mit. Ich fühle mich ganz leicht und so, als würde ich dazugehören. Im Englischen Garten spielt eine Trommelgruppe und ab da ziehen die anderen das Tempo noch mehr an und ich werde mitgezogen. Er regnet ein bisschen, aber es ist sowieso viel zu warm. Normal laufe ich nicht so schnell wie heute. Alleine würde ich nie so schnell sein können, aber die anderen ziehen mich mit. Auf einer Geraden sehe ich, dass ich echt weit vorne bin, weil ich das Ende nach hinten nicht sehen kann, vorne aber einen Fahnenläufer sehe. An einem Verpflegungsstand bekommen wir Becher mit Wasser in die Hand gedrückt und kurz danach steht wieder eine Musikgruppe am Rand, die uns anfeuert. Hinter den Absperrungen stehen Menschen, die pfeifen und schreien. Als ich an der 9-Kilometer-Marke vorbeilaufe, werde ich nochmal schneller und auf den letzten 200 Metern sind die Zuschauer noch motivierender als davor. Im Ziel bin ich glücklich und frei. Die Menschen ziehen mich mit an die Versorgungszelte; ich trinke und esse wie alle anderen Obst und ein bisschen Brezel. Ich gehe noch ein paar Minuten mit, damit mein Körper langsam zur Ruhe kommen kann und gebe dann meinen Chip zur Zeitmessung ab. Ich bekomme eine Medaille und nochmal etwas zu trinken. Ich esse noch einen Apfel und einen Müsliriegel. Meine Eltern kommen ans Ziel und dann essen wir Pizza. Wie lange habe ich keine Pizza mehr gegessen?! Das ist das Leben, das ich so lange wollte. Das ist das, was ich aufgegeben und verloren habe, das, was mir die Magersucht genommen hat.

Seit über einem halben Jahr habe ich mich darauf gefreut, dass Mama und ich auf ein Konzert von Frank Turner gehen. Ich habe seine Musik im Krankenhaus viel gehört und irgendwie habe ich unter anderem dadurch Lebenshunger zurückbekommen. Das Festival-Gelände ist riesig und trotzdem habe ich keine Angst vor den Menschen. Im Gegenteil, ich fühle mich eher ein bisschen besser. Mama und ich schauen uns alles an und dann essen wir zusammen. Ich esse ein eingerolltes Brot mit Gemüse und es ist mir egal, dass das Brot in Fett gebraten wurde, und ich überlege gar nicht erst, wie viele Kalorien alles hat. Es ist doch egal! Soll es mich abhalten, etwas zu essen, das nicht 100, sondern 500 Kalorien hat?!
Danach stellen wir uns vor dem Zelt an und um 19 Uhr beginnt das Konzert. Ich fühle mich lebendig und bin glücklich. Der ganze Tag und die ganze Woche sind weiter weg. Das sind die Momente, für die man lebt und die alles andere ausgleichen. Bei dem Lied „Get Better“ erinnere ich mich nochmal an die letzten Jahre und ich bin so froh, dass ich nicht aufgegeben habe und immer weitergekämpft habe. „We could get better. Because we‘re not dead yet.“ Ich bin am Leben und gehe meinen Weg. Viel wäre leichter, wenn ich eine andere Vergangenheit hätte. Aber niemand kann das mehr ändern und irgendwie werde ich meinen Weg damit finden. Aus dem Kampf gegen die Magersucht habe ich schon so viel Stärke bekommen und Erfahrungen gemacht, die andere nie machen werden. Den restlichen Weg werde ich auch noch gehen.

Am Tag nach dem Konzert frühstücke ich, wiege mich aber nicht. Es ist mir egal, was ich wiege. Ich finde mich okay, so wie ich bin und um mich selbst zu mögen, brauche ich keine Zahl, die mich vermutlich frustriert. Außerdem esse ich sowieso das, worauf ich Appetit habe – unabhängig vom meinem Gewicht. Es fühlt sich gut an, stark zu sein und nicht auf die Waage zu steigen. Ich esse mein Frühstück in Ruhe und lege mich danach mit alten Fotoalben und einer Tasse Tee in den Garten. Ich glaube, ich habe mir einen Tag Auszeit von allem verdient, nachdem in letzter Zeit so viele Flashbacks da sind. Mein Handy und das Telefon lasse ich im Haus und nehme dafür ein paar Kekse mit nach draußen. Lucy legt sich neben mich und ich merke, wie gut meinem Körper und mir selbst die kleine Auszeit tut. Die Referate, die Therapie und die Menschen in der Schule gehen mir durch den Kopf, aber als es mir zu viel wird daran zu denken, hole ich mir ein paar Sudoku. Mittag esse ich und danach entscheide ich mich, zu backen. Als der Kuchen fertig ist, lege ich mich mit einem Buch und einem Stück Kuchen unter einen Baum in den Garten. Es ist fast normal, dass ich essen kann. Die schlimmen Gedanken und Ängste sind noch da, aber ich kann sie mir selbst nehmen. Weil ich weiß, dass ich es wert bin zu essen, weil ich weiß, ich bin mehr als mein Gewicht.

Als ich eine Woche später nach der Therapie nach draußen gehe, bin ich ziemlich leer, aber ein bisschen stolz auf mich und dann gehe ich zum ersten Mal alleine in ein Café. Mein nächster Bus fährt in über einer Stunde, mir ist kalt und ich habe Durst und Hunger. Irgendwie ist es ein guter Ausgleich zur Therapie heute. Ich halte mich an der Tasse Tee fest und versuche, an positive Dinge zu denken; am Abend gehe ich zum Tanzen. Und irgendwie habe ich heute Lust, zum ersten Mal danach noch dazubleiben und Combat, ein Workout, das aus Kampfsportarten wie Karate und Kickboxen entstanden ist, auszuprobieren. Seit einigen Wochen bin ich im Fitnessstudio angemeldet, aber ich habe mich bisher nie getraut in den Combat-Gruppenkurs zu gehen. Aber ich hatte immer die Worte von einer Psychologin im Kopf, die gemeint hat, dass sie Patientinnen mit einigermaßen stabilem Gewicht zum Kampfsport schickt, damit sie den inneren Konflikt, der mit der Magersucht verbunden ist, auslassen können. Ich habe mir das seitdem immer wieder vorgestellt, wie gut es tun muss, diesen Konflikt endlich rauszulassen und mit der Magersucht zu kämpfen. Es ist am Anfang ein komisches Gefühl, alles loszulassen und meinen Konflikt und die Schmerzen rauszulassen. Aber irgendwie fühle ich mich danach zum ersten Mal befreit und ein bisschen stärker. Und für den Abend bin ich okay mit meiner Magersucht und der innere Konflikt ist ganz ruhig.

Zwei Wochen danach habe ich mein nächstes Ziel erreicht: Color Run. Der Color Run ist ein 5 km-Lauf, bei dem die Läufer mit Farbpulver beworfen werden. Alle Menschen tragen das weiße Shirt und das blaue Stirnband. Ich bin am Start ganz vorne mit dabei. Direkt vor mir steht eine Trommelgruppe und dann kommt der

Count-Down. Ich laufe los und nach jedem Kilometer stehen am Rand Menschen, die mich mit Farbe bewerfen. Es macht so viel Spaß, dabei zu sein! Ich komme als eine der Ersten ins Ziel und dort ist eine riesige Bühne, auf der Musik und der nächste Count-Down läuft – alle 20 Minuten gibt es auch hier Farbwürfe. Weil ich eine der Ersten im Ziel bin, stehe ich ganz vorne an der Bühne. Als der Count-Down vorbei ist, ist die ganze Luft bunt gefärbt. Ich lasse mich von den Menschen neben mir mitreißen, die anfangen zu der Musik zu tanzen, und ich merke, wie ich immer bunter werde. Es kommen immer mehr Menschen dazu, die die Laufstrecke auch geschafft haben, und immer mehr Farbe wird geworfen.
Als es vorbei wird, denke ich, dass ich mir im Herbst im Krankenhaus kein besseres Ziel als den Color Run hätte überlegen könne. Meine anderen Ziele waren auch super, aber das hier war unglaublich. Noch nie war es so spürbar, wie bunt das Leben sein kann. Vielleicht ist es wirklich gut, dass ich mir meine Ziele so bewusst halte und alles so bewusst wahrnehme. Vielleicht hätte ich sonst nie gelernt, Regen und Schnee so bewusst wahrzunehmen. Morgenlicht und Musik. Tanzen, Laufen und Lachen.

Die letzten Schultage in diesem Jahr sind wie jedes Jahr schwer. Am Schulfest kommen viele Erinnerungen hoch, aber anders als sonst verstecke ich mich nicht auf der Toilette, sondern helfe mit, T-Shirts zu verkaufen.

An einem der Projekttage haben wir einen Selbstverteidigungskurs, bei dem ich die Übungen nicht mitmache. Meine Panik, wieder an falschen Stellen berührt und verletzt zu werden, sind zu groß. Aber immerhin gehe ich an dem Tag zur Schule und schaue den anderen bei dem Kurs zu. In der letzten Woche passieren zum ersten Mal seit damals auch schöne Dinge; ich gehe wie sonst auch ins Combat und ins Tanzen und ich fahre nach München zu ANAD, einer Organisation, die Mädchen mit Essstörungen unterstützt. Ich blogge ab jetzt für ANAD und treffe deswegen den Leiter der Organisation und bekomme von einer Pädagogin die Wohngruppe gezeigt. In der letzten Schulwoche trenne ich mich auch von einigen Klamotten, die mir mittlerweile zu eng geworden sind. Im ersten Moment ist es schwer für mich, zu begreifen, dass ich nicht mehr in meine alten Klamotten passe, beim Aussortieren fließen auch ein paar Tränen. Aber irgendwie bin ich dann auch erleichtert, dass die engen Klamotten weg sind; eigentlich ist es ja auch normal, dass Klamotten mal zu eng werden. Und irgendwie freue ich mich auch ein bisschen, danach einkaufen zu gehen und einen gesunden Körper zu haben. Am letzten Schultag gehe ich nach unserem Abschlussgottesdienst erst mit Mama essen und dann zur Therapie. Als ich Frau Stern erzähle, wie ich beim Selbstverteidigungskurs, am Schulfest und den anderen Tagen zurechtgekommen bin, wie gut mir der Sport tut und dass ich bei ANAD war und jetzt blogge, lächeln wir uns an. „Ich habe gerade ernsthaft Gänsehaut wegen dir bekommen. Das ist so unglaublich. Du hast das so gut gemacht." Sie strahlt mich an und zeigt mir ihre Gänsehaut auf den Armen und ich muss genauso strahlen wie sie. „Ich bin stolz auf dich."

Am Montag fahre ich mit meiner Freundin Julia für ein paar Tage nach Wien. Wir sind tagsüber (und abends) in der Stadt unterwegs und ich bekomme viel mehr Distanz zu den Erinnerungen und Bildern. An unserem dritten Tag schlage ich vor, in eine Strudelshow zu gehen. Während wir bei der Show zusehen, wir Strudelteig hergestellt und gebacken wird, bekommen wir heiße Schokolade und ein Stück Strudel. Als wir am Abend an der Donauinsel sitzen und essen, merke ich, wie glücklich ich bin. Und irgendwie auch stolz. Essen kann schön sein und ich bin so froh, dass ich hier sein kann. Ich denke immer noch darüber nach, ob es okay ist zu essen oder nicht, und ich habe immer noch schlechte Gedanken, wenn es ums Essen geht. Aber ich schaffe es hier noch besser als zu Hause, die Gedanken loszulassen und einfach zu essen. Wir schauen gemeinsam Fotos an, die wir in Wien gemacht haben. Ich habe keine Waage dabei, ich weiß nur, dass mein Gewicht vor unserer Abreise relativ hoch war für meine Verhältnisse. Trotzdem finde ich mich auf den Bildern eigentlich dünn und irgendwie auch schön, weil ich so viel lache. Ich sehe, dass ich sportlich aussehe, unbeschwert und dünn. Ein Dünn, das mir jetzt viel besser gefällt, als mein Körper mit weniger Gewicht.

Nach Wien fahren wir in unseren Familienurlaub in die Bretagne. Die Waage habe ich zur Sicherheit dabei, weil ich auf mich und mein Herz aufpassen möchte, und zu einem kleinen Teil auch, weil ich Angst habe, extrem zu- oder abzunehmen.
Das Meer ist nicht weit weg und am Strand ziehe ich meine Schuhe aus und laufe am Wasser entlang. An einem Felsen lasse ich mich in den Sand fallen und konzentriere mich auf positive Gedanken und das Meer. Langsam stehe ich wieder auf und gehe bis zu den Knien ins Wasser. Ich spüre das kalte Meer, den Wind in meinen Haaren und den weichen Boden. Ich bekomme Gänsehaut, als mir bewusst wird, dass ich lebe. Ich erinnere mich daran, dass ich im Krankenhaus gedacht habe, sowas nie mehr zu erleben. Ich lebe. Ich habe es geschafft. Ich muss lächeln und als die Sonne langsam untergeht, laufe ich zurück zu unserer Unterkunft. Ich bin stolz, dass ich anders als im letzten Familienurlaub kurze Hosen trage und Badesachen – ich schäme mich nicht mehr für meinen Körper.

Einen Monat später wiege ich mich und suche mir ein Frühstück. Mit ein paar Keksen lege ich mich den ganzen Vormittag über auf die Couch und schaue alte DVDs an. Mittags stehe ich auf und esse Salat, Fisch und ein bisschen Brot und lege danach ein bisschen Karten. Am späten Nachmittag räume ich auf und wasche meine Haare, bis Emilie kommt. Wir spielen zusammen unser Duett und dann schminkt sie mich. Es ist das erste

Mal, dass ich so richtig geschminkt bin. Ich schaue irgendwie fremd aus. Aber ich fühle mich auch ein bisschen selbstsicherer. Danach sehe ich mich in meinem Dirndl, geschminkt und mit meinen Naturlocken, die Emilie, nicht wie ich es sonst mache, geglättet hat, sondern unter einem Kranz aus einem Wasserfallzopf locker über meinen Rücken fallen lässt. Sie ist zufrieden und macht stolz ein paar Fotos von mir und als Julia uns abholt und mit uns zum Feuerwerk nach Landshut fährt und meint, dass ich wunderschön bin, sehe ich mich lange auf einem der Fotos an und in meinem Kopf höre ich Sarah Connor „Wie schön du bist" singen. Mit all meinen Farben. Und all meinen Narben.
Als ich die dunkle Nacht und das Feuerwerk sehe, denke ich an das Krankenhaus, wie ich dort letzten Herbst gelegen habe und von meinem Bett in die dunkle Nacht geschaut habe. Gedacht habe, dass das Leben ohne mich weitergeht. Dass ich in dieser Dunkelheit sterbe. Und dann bekomme ich Gänsehaut. Ich lebe, ich bin hier. Ich habe Freunde, ich bin stärker als damals, ich lebe. Ich will nicht aufgeben. Ich will mir eine Chance geben, dem Leben.

Narben
Voller Schmerzen
Tränen wie aus Blut
Für einen kleinen Moment Halt

Zerbrochen
In der Seele
Aus Eis und ganz zersplittert
Versteckt hinter der Mauer

Hungrige Zeit
Jede Sekunde
Ein Kampf gegen mich
Zersplitter immer mehr
Gehe unter
In mir selbst

Kalte Zeit
In Scherben aus spitzem Eis
Erfroren hinter Mauern
Immer tiefer
Längst verloren

Ganz alleine verloren
In meiner Dunkelheit
Mit dem ganzen tiefen Schmerz
Schneide immer weiter
Weine mit dem Blut
Viele neue Narben

Ganz verzweifelt
Falle ich
Und breche weinend ein
Der Schmerz zu schwer für mich
Geb mich auf

Die kalte, hungrige Zeit
All die verlorenen Tage
Zerbrochen und zersplittert
Gefangen in dem Eis.

Durchzogen von den Tränen
Zerrissen durch den Schmerz
Ohne Halt gefangen
Nie mehr hört es auf.

Rote Narben auf der Mauer
Hinter der ich die Scherben verstecke
Und tief in meinem Herzen
Alles voller Wunden.

Verliere mich
In all dem Schmerz
Der Schwäche und den Tränen
Auf der Suche nach dem
Löwenmut.

Donnerstag, 08.09. 2016
Bevor ich zu Frau Stern gehe, schließe ich mein Rad am Eisstadion ab und spaziere an der Isar. Mir laufen Tränen, als ich an nächste Woche denke, wenn die Schule losgeht. Ich fühle mich einsam und hilflos. Ich bin ganz alleine im Wald und unterdrücke meine Tränen nicht mehr. Als ich leise weine, höre ich „Wie schön du bist“. Bei Frau Stern ist heute Wiegetermin. Zum ersten Mal seit langem wieder eine Kontrolle.

Am Abend gehe ich erst ins Tanzen und dann ins Combat. Ich bin alleine in der Umkleidekabine und schaue meine Beine an. Die Narben, die ich aus den letzten Jahren trage. Jetzt ist es sowieso zu spät. Man sieht einen Teil der Narben unterhalb meiner Hose, aber sie gehören zu mir. Das Tanzen tut mir gut und irgendwie fühle ich mich in der Gruppe wohl. Ich spüre meinen Körper und irgendwie sind meine Schmerzen für den Moment verdrängt. Ich sehe, wie es draußen dunkel wird und wie ich mich in einem der Fenster spiegele. Ich sehe, dass ich dünn bin und meine Muskeln leicht. Dann schaue ich an mir herunter und sehe meine Narben. Ich drehe mich ab und konzentriere mich auf den Sport. Ich kann die Narben nicht mehr ändern und meine Vergangenheit auch nicht. Aber ich kann jetzt leben und das Beste daraus machen.

Ich fahre mit dem Fahrrad nach Landshut und besuche eine Freundin aus der DBT. Wir gehen spazieren. Zwei Mädchen in schwarzen Klamotten. Wir gehen zu einem Supermarkt, weil wir danach Hundekekse backen wollen. Wir finden keine geeignete Streichwurst und deswegen nimmt Anna ein Huhn und will es pürieren. Beim Anblick des Huhns wird mir erst schlecht, aber dann lache ich, weil es so seltsam aussieht. Wir gehen mit dem Huhn und den anderen Zutaten zur Kasse. Der Mann hinter uns starrt uns an, als wären wir vollkommen verrückt. Wir müssen beide lächeln und gehen schnell weg. Dann können wir uns nicht mehr halten und lachen laut los. Ich bin das erste Mal seit ewiger

Zeit bei einer Freundin zu Hause. Es ist so schön, zu backen, und danach die Hundekekse zu verfüttern. Wir reden über die Schule, Musik und unsere Hunde. Wir lachen auch und irgendwie vermisse ich die DBT in dem Moment wieder stark. Aber immerhin habe ich viel für mich mitgenommen und die Kontakte werden bleiben und eigentlich ist es viel schöner, mit Anna zu backen, als in einer Gruppentherapie zu sein. Vor einem Jahr habe ich vielleicht die DBT mehr gebraucht, aber jetzt brauche ich ein paar gute Freunde, mit denen ich lachen kann.

12. Einbruch

September 1016: 57 kg

In der Schule ist im Moment so viel los, dass ich froh bin, endlich wieder zu Frau Stern zu kommen. Heute dauert unser Termin sogar eine halbe Stunde länger, vielleicht können wir dann was bewegen. Irgendwie ist sie anders heute, aber als ich nachfrage, lacht sie und sagt, dass alles wie immer ist. Wir reden übers Schneiden und über meine Flashbacks. Frau Stern versteht mich und das tut mir nach den ganzen Tränen wirklich gut. Irgendwann schaut sie auf die Uhr. „Wir haben noch eine halbe Stunde Zeit." Sie sagt mir sonst nie die Zeit und ich spanne mich an, weil es so komisch ist. „Ich möchte dir noch was sagen." Ich schaue ihr in die Augen und in dem Moment zerreißt es mir das Herz. Ich weiß, was jetzt kommt. In dem Moment spüre ich es.

„Laura, ich bin schwanger.“ Mein Kopf fällt auf den Tisch und ich heule los. Ich zittere und weine immer mehr. „Ich will gehen“, sage ich leise, obwohl ich nichts lieber als bleiben will. „Es ist okay. Du kannst gehen.“ Und dann weine ich wieder schlimmer, weil sie das Falsche gesagt hat.

„Nein, das kann nicht sein, Sie können nicht schwanger sein und gehen.“ – „Doch, Laura, es ist so.“ Mein Kopf fällt wieder auf den Tisch. Alles dreht sich und ich fühle mich zerbrochen.

„Können wir nach draußen gehen?“, heule ich. Ich glaube, sie ist erleichtert, dass ich etwas sage und nicht wegrenne. Obwohl es regnet, geht sie mit mir nach draußen. Wir haben keinen Schirm, aber es ist sowieso alles egal.

„Willst du etwas dazu sagen?“ – „Ich kann Sie nicht gehen lassen. Bitte nicht.“ Erst ist sie still, dann sagt sie: „Ich weiß, dass es ganz schwierig für dich ist. Aber ich bin nur ein Mensch, der dich für einen begrenzten Abschnitt begleitet. Ich muss gehen.“

Ich heule immer mehr. „Willst du etwas sagen oder wissen?“ – „Ich will Ihnen zuhören.“ Sie erzählt ein bisschen, wie lange sie noch da ist und dass ich dann mit der Therapie aufhören oder zu jemand anderem gehen kann. Ich habe solche Schmerzen, dass ich das Gefühl habe, zu zerreißen. Irgendwann stehen wir wieder am Ausgang und sie sagt, dass die Zeit um ist. Sie verabschiedet sich und geht und ich stehe da und weine. Bis ich komplett nass geregnet bin und losrenne. Das Rennen ist dann doch keine gute Idee. Nach 5 Minuten ist

mir schlecht und ich gehe langsam zur Schule zurück, auf die Toilette und übergebe mich. Dann gehe ich heulend zum Bus und alle Menschen starren mich an, als hätten sie noch nie ein verletztes Mädchen gesehen. Zu Hause lege ich mich ins Bett und weine weiter. Irgendwann liegt meine Cousine Mona neben mir und flüstert irgendwas. Ich höre ein paar Minuten auf mit dem Weinen, dann fährt sie wieder zu sich nach Hause und ich weine weiter. Meine Eltern bieten mir an, da zu sein, aber lassen mich ansonsten in Ruhe, wofür ich ihnen dankbar bin. Ich bleibe im Bett und weine. Am nächsten Tag gehe ich zur Schule, weil es das ist, was Frau Stern wollen würde.
In der Pause renne ich zur Toilette und muss mich übergeben. Als ich rauskomme, hat die dritte Stunde angefangen und ich melde mich krank.

Ich komme am nächsten Tag von der Schule nach Hause und weine. Dieses Mal kommt so viel zusammen, dass ich bei uns im Treppenhaus zusammenbreche und liegen bleibe. Ich übergebe mich, aber bin zu schwach aufzustehen. Ich weine immer mehr, bis ich ganz leer bin. Ich klammere mich an die Wand und gehe langsam ins Bad. Ich weine wieder und lege mich ins Bett. Das ganze Wochenende fühle ich mich schrecklich. Ich will sie nicht gehen lassen.

Eine Woche später fühle ich mich immer noch kaputt, aber ich gehe zur Schule. Ich habe mir am Abend davor die Haarspitzen ein bisschen gefärbt und versuche mich

zu erinnern, dass ich mir das vor einem Jahr so gewünscht habe, aber im Krankenhaus war. Immerhin bin ich jetzt zu Hause und habe mir zum Ausdruck, dass ich stabil bin, die Haare getönt.
Ich reiße mich zusammen, als ich auf Frau Stern warte, aber dann steht sie vor mir und ich fange richtig an zu heulen. Sie nimmt mich mit in ihr Zimmer und findet so liebe Worte, dass ich noch mehr weine, weil mir klar ist, dass es bald vorbei ist. Nach einer halben Stunde hat sie mich so weit beruhigt, dass ich leise weine und sie reden kann. Und dann geht das Gespräch tiefer und wir reden über den Abschied. „Weißt du, ich finde den Spruch „Das Leben ist wie ein Zebra“ total schön. Hast du schon mal ein weißes Zebra gesehen?“ – „Nein.“ – „Genauso wenig kann es im Leben immer hell und weiß und schön sein. Aber hast du schon mal ein schwarzes Zebra gesehen?“ Ich überlege lange, weil ich ein Argument finden will, dass das ganze Leben mies sein kann. Aber ich finde keins dafür, dass es ein schwarzes Zebra gibt. „Nein.“ – „Genauso wenig kann es im Leben immer nur schlecht sein. Schwarz und weiß wechseln sich ab. Dein Leben wird auch wieder weiß. Du kannst das schaffen. Du schaffst das auch ohne mich.“

13. Leben

Oktober 2016: 58 kg

Frau Stern will diskutieren, wie wir in Zukunft mit dem Wiegen weitermachen. „Theoretisch wäre unser nächster Termin zur Kontrolle in 8 Wochen. Aber du machst das so toll. Ich würde mit dir eine andere Lösung suchen. Hast du eine Idee?" Ich muss lächeln. „Dass ich ganz aufhöre? Aber das erlauben Sie nicht." Zu meiner Überraschung sagt sie: „Doch, das war meine Idee." – „Wirklich?" – „Aber ich möchte dich zumindest darauf ansprechen dürfen, wenn ich das Gefühl habe, du wirst weniger. Und dich dann wiegen dürfen." – „Wann haben Sie den Eindruck? Sie haben mal gesagt, Sie sehen mir mein Gewicht nicht an." – „Ja, das stimmt. Aber wir vertrauen uns ja auch. Wenn ich es dir wirklich stark ansehe, spreche ich dich darauf an. Ansonsten vertraue ich dir. Und ich glaube sowieso, dass du das kannst."
„Danke." Und dann schreit es in mir.
Ich habe es geschafft! Es ist vorbei! Ich habe mich da rausgezogen!

Am Donnerstag bekomme ich ein EKG zur Kontrolle. Ich gehe alleine ins Kinderkrankenhaus. Ich muss mich auf eine Liege legen und werde am Herz untersucht. An der Wand hängen Schafe und Sterne und neben mir sitzen Ärzte. Jemand misst meinen Blutdruck und der Mann, den Frau Lego „Herz-Guru" genannt hat, schaut sich mein Herz an. Es riecht wieder nach dem Zeug, das er auf sein Ultraschallteil getan hat. Ich spanne mich an, weil ich Angst vor dem habe, was er sagen wird. Ich habe Angst, dass mein Herz schlimm kaputt ist. Der Arzt lehnt sich nach der Untersuchung zurück und gibt mir ein Tuch, damit ich das Zeug abwischen kann. „Der Erguss am Herz hat sich erholt." Das Wort „Erguss" sagt er zum ersten Mal. Sonst war die Rede von Wassereinlagerungen. Wahrscheinlich ist es das gleiche, aber Wassereinlagerung hört sich eindeutig nicht ganz so schlimm an. Dann steht er auf, wünscht mir alles Gute und geht. Eine Schwester kommt, die ein kurzes EKG mit mir macht. Ich schaue die Schafe an und versuche ruhig zu atmen. Irgendwann macht sie die Kabel von mir ab und ich darf alles abwischen. Dann bekomme ich mein Langzeit-EKG und darf nach draußen. Ich gehe nach oben in die Kapelle und setze mich vorne in eine Bank. Ich bete für Frau Stern und für meine Zukunft und ich danke Gott, dass ich lebe. Dann gehe ich auf den Balkon und atme die kalte Luft ein. Ich spüre wieder den Lebenshunger, den ich auf der Station entdeckt habe, und mein Vertrauen in Gott wird wieder stärker. Ich nehme mir noch ein paar Minuten und fahre danach nach Hause.

Mein Fahrlehrer holt mich zur Führerscheinprüfung ab. Eigentlich fahre ich gar nicht so schlecht. Aber am Ende falle ich durch, weil ein LKW kommt und der Prüfer 10 cm mehr Seitenabstand gewollt hätte. Mein Fahrlehrer lobt mich zwar, aber dann ist er überfordert, weil ich so viel weine, und bringt mich zur Schule. Er sagt, dass ich in seinen Augen bestanden hätte, aber wirklich ändern tut es auch nichts. Papa ruft mich an. Ich wusste davor nicht, dass er auch durchgefallen ist, und er meint, ich soll ins Fitnessstudio gehen. Erst esse ich und abends probiere ich Body Pump aus. Ein Mädchen und die Trainerin zeigen mir, welche Gewichte ich nehmen soll und worauf ich aufpassen muss. Für einen Moment wünsche ich mir, ich hätte einfach meinen normalen Zirkel gemacht, weil es bestimmt peinlich wird. Dann fangen wir an und es macht mir so viel Spaß, dass ich alles andere vergesse. Es ist anstrengend, aber irgendwie schön. So blöd wie ich gedacht habe, stelle ich mich gar nicht an, und dann schaffe ich mehr Gewicht, als ich mir zugetraut habe. Ich sehe draußen den dunklen Himmel und denke ans letzte Jahr. Vor genau einem Jahr war ich auf Station. Damals bin ich vorm Fenster gelegen und habe auch in die Nacht geschaut. Wie viel schöner ist es, Gewichte zu heben und in die Nacht zu schauen, als schwach und krank im Bett zu liegen. Irgendwie fühle ich mich auf einmal glücklich, weil es sich so richtig anfühlt, gekämpft zu haben und jetzt hier zu sein.

Samstag, 12.11.
Beim Krafttraining ist es noch gut und ich bin stolz, dass ich mehr Muskeln aufgebaut habe. Aber dann ist Pilates und wir sollen unsere Arme auf unsere Rippen legen und den Atem spüren. Ich fühle meine Knochen. Irgendwie triggert[6] es und ich breche die Übung ab. Zum ersten Mal ist da wieder die Stimme laut, die will, dass

[6] Trigger: Auslöser, der alte Erinnerungen aufkommen lässt.

die Knochen hervorstehen. Ich halte mich daran fest, dass ich dünn bin, aber dass ich Muskeln bekommen habe und mein Herz sich ein bisschen erholt hat und ich auf diesem Weg bleiben will. Nach der Stunde ist mein Körper wieder okay und ich habe richtig Hunger. Wahrscheinlich stimmt es, dass eine Magersucht nicht spurlos vorbeigeht. Aber ich habe die Trigger heute beendet und das zählt.

Zersplitter tief in mir
Scherben stechen in mein Herz
Falle immer weiter
Alles wird ganz dunkel
Zerreiße immer mehr

Mein Halt bricht langsam ein
Verlier mich selbst
Hinter meiner Mauer
Aus dunklen kalten Schatten
Sehe nur mein Blut

Verlier mich in mir selbst
Unter meinen kalten Mauern
Begraben mich so schwer

Zersplitter an den Worten
Halte mich an nichts mehr fest
Schlage unten auf

Zerbreche immer mehr
An meinen dunklen Scherben
In der kalten Zeit

Am nächsten Tag sieht mich Frau Winter in der Schule weinen und fragt, was passiert ist. „Ich glaube, ich zerbreche, wenn Frau Stern geht." – „Aber gib dich nicht auf, Frau Stern glaubt doch auch an dich." – „Aber es wird ein Tief geben. Vielleicht bin ich zwei Monate am Boden, vielleicht einen, vielleicht ein halbes Jahr, vielleicht zerbricht mich der Verlust noch länger. In irgendeiner Form wird er mir weh tun." – „Bitte hör nicht auf zu kämpfen", sagt Frau Winter. „Ich weiß, dass ich lange brauchen werde, um damit klarzukommen, dass sie weg ist, und es wird für immer ein Riss bleiben. Es wird heftiger als bei Frau Lego. Aber auch wenn ein Riss in mir ist, irgendwann muss ich wieder aufstehen. Und vielleicht stehe ich in einem halben Jahr auf und denke an Frau Stern und will mir ihre pinke Brille aufsetzen und die Welt so positiv sehen wie sie. „Ich weiß es nicht, ich glaube, ich brauche einfach Zeit." – „Aber vergiss die pinke Brille nicht, sie würde sie dir zutrauen. Weißt du, Eltern sollten ihren Kindern zwei Dinge geben: Flügel und Wurzeln. Deine Eltern konnten dir das nicht geben, aber sie hat es dir gegeben." – „Nein, wir hätten noch mehr Zeit gebraucht." Ich wische meine Tränen weg und schaue zur Sonne in den Himmel. „Doch, die hat sie dir schon gegeben. Und das wird dir bleiben, wenn sie weg ist."

Am Abend gehe ich ins Fitnessstudio und arbeite im Kursraum an meiner Abschiedschoreo, die ich für Frau Stern tanzen will. Ich habe den ganzen Saal für mich, weil kein Kurs um die Zeit ist. Draußen ist es schon dunkel und ich bin ganz oben im Studio und sehe beim Tanzen die Lichter in der Nacht. Es ist so schön, hier zu sein und das zu erleben. Ich glaube, Frau Stern freut sich, wenn ich für sie tanze. Ich kam als schüchternes Mädchen zu ihr, das keine Körperhaltung hatte, keinen Sport machen durfte und am Boden war. Jetzt soll sie mich sehen, wie ich mich traue zu tanzen, wie glücklich ich beim Sport bin, wie gut ich mit meinem Körper klarkomme und wie viel sie mir bedeutet. Ich glaube, damit kann ich ihr das sagen, wofür mir die Worte fehlen, und wenn sie weg ist, habe ich meine Tänze und kann beim Tanzen an die schöne Zeit denken, wenn ich sie vermisse.

Dezember 2016

Ich habe mich so lange wie nie seit der Magersucht nicht mehr gewogen – schon über einen Monat – und auch heute ist es mir wieder egal und ich wiege mich nicht. Ich frühstücke und gehe danach ins Body Pump. Heute ist ein perfekter Tag, um die Gewichte zu steigern. Ich nehme schwerere Scheiben auf meine Hanteln. Es ist knapp an der Grenze, dass es zu schwer wird, aber es fühlt sich gut an. Danach koche ich noch, esse und lerne. Dann werde ich traurig, weil mir wieder bewusst wird, dass Frau Stern bald geht. Meine Cousine hat mal gesagt, dass Schokolade manchmal das einzige ist, was hilft. Wirklich helfen tut es nicht, aber für einen Moment ist es besser, einfach traurig zu sein und mit Schokolade und Musik im Bett zu liegen.

Lena und ich laufen durch die Stadt und reden. Wir sind beide sehr offen und auf einmal macht es „Klick". Ich sehe mich nicht mehr als Kranke und eine, die nichts auf die Reihe bringt. Alles gibt Sinn: Frau Legos „Du bist nicht gestört. Du bist gestört worden.", Frau Sterns „Du hast es nicht so verdient." Und das „Ich bin nicht schuld." Ich sehe mich so, wie ich die anderen Mädchen in der DBT sehe. Als sie ihre Geschichte erzählt haben, habe ich gesehen, dass da unglaublich zerbrochene Mädchen sitzen, die total lieb sind und die völlig ungerecht mies behandelt und verletzt worden sind. Und Mädchen, die unheimlich stark sind, obwohl sie so sehr verletzt wurden. Und in dem Moment mit Lena legt sich der Schalter um, und alles, was ich in den anderen sehe, das kann ich in mir sehen. Ich sehe die verletzte, zerbrochene Seele, die nichts dafür kann und von anderen zersplittert wurde und trotz dem Zarten so unglaublich stark ist. Und ich merke, wie Lena es versteht. „Dir ist es damals richtig mies gegangen, oder?" – „Ja." Ich schaue in den Schnee. „Es ist einfach sehr viel zusammengekommen. Wenn ich einen Wunsch hätte, wäre es, dass die Menschen, die mich *damals* verletzt haben, auch nur für eine Sekunde genauso leiden müssen wie ich." Lena fragt: „Darf ich dich in den Arm nehmen?" Ich nicke und dann nimmt sie mich in den Arm. Später steigt sie in den Bus und ich laufe zum Sport. Ich fühle mich komisch. Und glücklich. Es fühlt sich richtig an, mit Lena zu lachen. Vielleicht kann es so was wie Freundschaft werden. Ich schaue zum Himmel hoch und den kleinen weißen Schneeflocken nach. Leben.

Ich trainiere am TRX und gehe danach ins Tanzen. Ich stehe direkt neben dem großen Fenster und sehe, wie es schneit, und fühle mich lebendig und stark. Das Leben kann so verdammt schön sein, unbeschwert, so frei.

Silvester 2016/2017
An Silvester kommen meine Großeltern und meine beste Freundin Hannah. Wir essen gemeinsam Raclette und ich kann es genießen und unbeschwert essen. Mir wird beim Essen wieder bewusst, wie viel ich im letzten Jahr geschafft habe und wie schön es ist, hier zu stehen. Ich weiß nicht, wie viel ich im Moment wiege und es ist mir egal. Das, was zählt, ist das Leben und das kann man gar nicht in Zahlen ausdrücken.
Um Mitternacht stoßen wir alle gemeinsam an und ich bin kurz davor zu weinen. Ich lebe. Und dass ich diesen Abend heute so genießen kann und so eine positive Einstellung zum Essen und zu meinem Körper bekommen habe, ist fast schon ein Wunder. Warum konnte ich vor und während der Magersuch nie sehen, wie wunderschön das Leben ist?

Zerbrochen in tausend Splitter
Alles war so dunkel
Nur Eis und Schmerzen
Ganz unten verwurzelt
Hab mich komplett verloren

Ein kleiner Funken Licht
Ich sehe meine Flügel
Und all meine Splitter
Zu viel für mich alleine
Ich kann das nicht mehr

Seh mich selber wieder
Will loslassen und schreien
Fühle mich klein
Mit all meinen Narben
Und allen kleinen Scherben

Am Mittwoch habe ich einen Termin bei meinem Hausarzt bekommen. Ich gehe alleine hin und im Wartezimmer wird mir bewusst, dass die Narben noch kein Mensch so richtig berührt oder richtig angeschaut hat. Außerdem weiß ich gar nicht, was ich sagen soll. Dann kommt der Arzt. Ich bin so froh, dass ich nicht mehr bei der gemeinen Hausärztin bin, die mich so kalt behandelt hat, als ich bei 44 kg war. Mein neuer Hausarzt ist mir sympathischer. Und ich habe kein Problem zu sagen, dass ich hier bin, weil meine Narben schmerzen. Es ist eigentlich ein trauriger Anlass und es fällt mir nicht leicht, aber irgendwie bin ich auch ein bisschen stolz, dass ich so weit bin, meine Narben herzuzeigen und mir Hilfe zu suchen. „Wollen Sie mir die Narben zeigen oder lieber beschreiben?“ Ich habe gar nicht damit gerechnet, dass er mir das freistellt. Er will wissen, wo sie sind. „Meine kompletten Unterschenkel außen entlang bis ans Knie.“ Ich deute darauf und er nickt langsam.

„Gerade jetzt, wo es Winter ist, können die Schmerzen noch stärker als vorher sein." Er verschreibt mir Lymphdrainagen und sieht mich sehr verständnisvoll und mitfühlend an. „Es wird die Narben nicht wegmachen. Und ich kann nicht versprechen, ob die Schmerzen weggehen. Aber wir versuchen es. Ihr Gewebe muss sich irgendwie mal ein bisschen entspannen und dafür würde ich Ihnen die Therapie verschreiben. Und wenn Sie danach noch Schmerzen haben, kommen Sie bitte nochmal hierher, dann müssen wir weiterschauen."
Er fragt mich noch ein paar Sachen zur Schule und wie es mir geht und ich finde, man kann wirklich gut mit ihm reden. Ich bin so froh, dass ich den Hausarzt nach der schlechten Erfahrung gewechselt habe und hier so freundlich und mit Respekt behandelt werde. Trotz meiner Vergangenheit und den Narben.

Ich bin in der letzten Gruppe für Body Pump 100 eingetragen. Es kommen 25 Menschen in den Kurs und alle sind motiviert und ausgelassen. Wir zählen laut mit bei den Übungen und ich fühle mich bei jedem Lied glücklicher. Heute habe ich die Gewichte erhöht und es fühlt sich gut an. Ich schaue aus dem Fenster und sehe dabei ganz leicht mein Spiegelbild. Ich hätte vor einem Jahr nie gedacht, dass ich jetzt hier stehen würde. Aber ich bin hier und lebe. Und ich bin unheimlich stolz und glücklich auf diesen einen Moment. In den letzten Wochen bin ich angekommen. Ich gehe regelmäßig zum Sport ins Fitnessstudio. Die verschiedenen Kurse, die ich bis jetzt ausprobiert habe, haben mir alle Spaß gemacht.

Ich habe neue Menschen kennengelernt und in den letzten Wochen immer mehr Selbstbewusstsein bekommen. Seit damals habe ich mich in der Schule so gut wie nie gemeldet. Vor kurzem hat mir ein Lehrer gesagt, dass ich von allen im Kurs, die sich melden, im oberen Drittel bin, was Mitarbeit betrifft.

Die letzten paar Tage war ich mit meiner Familie in den Bergen. Ich durfte fahren und es war schön, selber so lange Auto zu fahren. Ich hab immer wieder daran gedacht, dass ich mir das vor einem Jahr oder vor zwei Jahren nie erträumt hätte. Dass ich die Berge überhaupt noch sehen darf, bevor ich sterbe. Und dann auch noch selber Auto fahre. Wir waren wandern und spazieren und es hat mir gut getan, mal von allem weg zu sein. Ich hatte zum ersten Mal, seitdem ich in der 11. Klasse bin, Zeit, einen Krimi zu lesen. Ich war schwimmen und ab und zu in einem Ruheraum mit riesigen Glasfenstern und Hängematten, wohin ich mich mit Tee und meinem Krimi zurückgezogen habe. Abends hatte ich Zeit, um selber zu schreiben und um mal wieder Karten zu legen. Ich hatte in den letzten Schulwochen vor den Ferien nie Zeit für so etwas. Mein Handy hatte ich zwar dabei, aber nur wegen meiner Musik. Ich habe alle Nachrichten einfach mal ein paar Tage nicht gelesen. Es gab in der letzten Zeit so viel Stress, so viele Tränen. Ich wollte nur noch raus aus allem. Abends gab es ein riesiges Büffet. Es war der erste Urlaub, in dem ich wieder unbeschwert essen konnte. Bewusster als ganz früher. Auch Nachspeisen waren kein Problem.

Ich denke noch an das, was war, und so ganz loslassen wird es mich vielleicht nie. Aber ich finde meinen Körper schön, so wie er ist. Ich esse gerne und ich esse unbeschwert. Ich habe mich seit einem halben Jahr nicht mehr gewogen. Die Zahl auf der Waage ist mir egal geworden. Das, was wirklich wichtig ist, kann man nicht in Zahlen ausdrücken.

In der Früh habe ich mehr Zeit als sonst, weil meine ersten Stunden ausfallen. Ich stehe so früh wie immer auf; aber weil ich mehr Zeit habe, mache ich Rühreier und genieße ein längeres Frühstück. Dann lerne ich für eine Arbeit und wasche meine Haare. Ich räume auf, überarbeite einen alten Text und backe eine Tarte für heute Mittag. Danach hole ich mein Fahrrad und fahre zum ersten Mal in diesem Frühling mit dem Rad zur Schule. Die Sonne scheint zwar, aber es ist noch kalt. Ich denke an Frau Lego, wie sie sich gefreut hat, wenn ich mit dem Rad gekommen bin und gestrahlt habe. Ich denke an meine Liste aus dem Krankenhaus, auf der all das steht, was ich noch erleben will. Rad fahren steht auch auf dieser Liste. Wind in den Haaren. Kalte Waldluft einatmen. Ich sehe, wie die Sonne durch die Blätter fällt und fühle die kalte Luft.
Am Abend klingelt es und Mona ist spontan da. Irgendwie haben wir die Idee, Pizza zu essen. Nachdem wir keinen Lieferservice in der Nähe finden, fahren wir zum Supermarkt und kaufen Tiefkühlpizza und Cookies. Die Pizza pimpen wir mit Mozzarella und Gemüse auf und

die Cookies zerkleinern wir und mischen sie unter Joghurt. Dazu schneiden wir Gemüsesticks und gekochte Eier.

Nach dem Zumba dusche ich mich und ziehe mich um, packe meine Tasche und rufe eine Freundin an. Wir haben uns schon lange nicht mehr gesehen und nicht mehr telefoniert. Nach einer halben Stunde legen wir auf und ich gehe die letzten Meter bis zum Restaurant. Ich bin mit einem Mädchen aus meinem Mathe-Kurs verabredet. Ich habe im neuen Schuljahr neue Freunde gefunden. Richtige Freunde. Freunde, mit denen ich lachen kann. Die Magersucht als Freundin habe ich verloren. Aber ich kann meine richtigen Freunde wiedersehen und habe neue, echte Freunde dazu gewonnen.
Ich sehe Franziska schon vor dem Restaurant, in dem wir verabredet sind, stehen, und gehe auf sie zu. Sie lächelt, umarmt mich und wir gehen nach drinnen. Wir bestellen, essen und reden über Worte und das Schreiben. Danach gehen wir ins Kino und reden danach nochmal über Worte. „Ich bin so froh, dass du da bist", sagt sie dann und in dem Moment berührt mich etwas. Da, wo schon lange niemand hingekommen ist. „Du kannst das so gut mit den Worten. Und ich glaube, dass es richtig cool wird, wenn du das Buch schreibst. Und du schaffst das. Ich bin so froh, dass du da bist."

Ich fahre ins Krankenhaus und gehe alleine durch den langen Flur. Mittlerweile kenne ich den Weg durchs Kinderkrankenhaus in die Herzstation. Ich sitze alleine im Wartezimmer und muss weinen, als ich eine Mama mit ihrer kleinen Tochter sehe. Vor 1,5 Jahren wäre ich hier drin fast gestorben. Und gleich beginnt die nächste Kontrolluntersuchung. Eine Schwester kommt zu mir und nimmt mich mit in das Untersuchungszimmer. Sie ist freundlich und vorsichtig und erklärt mir die Untersuchungen, die gemacht werden. Ich muss still daliegen. Ich schaue die Wand oben an, wie immer, wenn ich hier liege. Über mir hängen Schmetterlinge und Schafe, ein Mond und Sterne. Ein Arzt verteilt ein Gel auf mir und untersucht dann mein Herz, während eine Schwester meinen Blutdruck misst. Mir ist kalt und ich rieche das Zeug, das auf meiner Brust klebt. Wie damals, als ich so schwach war, und bei jeder Untersuchung seitdem. Der Erguss ist nicht mehr so groß. Als der Arzt das sagt, schaue ich von der Decke zu ihm. Wie es mir geht, will er wissen. Ob ich mich belastbarer fühle. Ich erzähle von den Situationen, in denen mein Herz spinnt. Dann bekomme ich ein Tuch und darf die Flüssigkeit auf meinem Oberkörper abwischen und in das nächste Zimmer gehen. Zwei Schwestern wiegen und messen mich. Auf meinen Wunsch hin sagen sie mir mein Gewicht nicht. Danach verkabelt mich eine Schwester mit meinem Langzeit-EKG und ich darf gehen. Ich gehe alleine durch die langen Flure und trage mein EKG in meiner Hand. Ich denke daran, wie ich die Flure vor 1 ½ Jahren im Rollstuhl entlanggeschoben wurde. Wie mir genau hier gesagt wurde, dass ich fast keine Chance mehr habe. Dort oben sieht man mein altes Fenster. Da habe ich immer rausgeschaut und das Leben gesucht.

Dann stehe ich am Ausgang und atme die kalte Luft ein. Es regnet. Wie ich vor 1 ½ Jahren geweint habe, weil ich dachte, keinen Regen mehr zu erleben. Ich strecke meine freie Hand aus und gehe langsam zum Auto. Die Luft ist kalt und ich bin kurz davor zu weinen. Ich schaue noch ein letztes Mal zu dem Zimmer hoch, in dem ich gelegen habe, dann steige ich ins Auto zu Papa, der auf mich gewartet hat, denn wir machen begleitetes Fahren, das heißt, ich darf mit 17 Jahren selber fahren, wenn ein Elternteil mit im Auto sitzt. Ich schalte Musik an und atme durch. Ich fahre zur Schule. Viele Leute nehmen mich in den Arm und mir kommt wieder in den Kopf, wie Frau Winter vor kurzem meinte, ich wäre beliebt bei den anderen. Niemand stellt irgendwelche Fragen wegen meinem EKG, alle sind einfach nur da und wollen mit mir lachen und reden. In der 5. Stunde schaue ich aus dem Fenster. Was Frau Lego wohl macht. Ob sie noch an mich denkt? Weiß sie, dass ich es geschafft habe und lebe? Wo Frau Stern jetzt ist? Denkt sie noch an mich?

Nach der Schule fahre ich ans Kinderkrankenhaus. Ich bin vor Herrn Eller, dem Seelsorger, in der Kapelle und gehe durch den Raum. Das Licht fällt durch das rote Glas an den Fenstern und ich bekomme eine Gänsehaut. Der Ort, an dem ich vor 1 ½ Jahren im Rollstuhl war. Das Krankenhaus, in dem ich hätte sterben können. Ich gehe zu den riesigen Fenstern. Vor 1 ½ Jahren habe ich 2 Stockwerke tiefer gelegen. Hinter den Fenstern. Die Lichter der Stadt, von denen ich getrennt war.

Ich lege meine Hand auf die Glasscheibe und atme durch, gehe nach vorne und setze mich in eine Bank. Irgendwann kommt Herr Eller herein, sieht mich an und beginnt zu strahlen. „Laura?“ Ich nicke. „Ich hätte dich nicht erkannt. Ich hab dich vorhin schon vom Fenster aus gesehen, als du ins Krankenhaus gegangen bist, aber ich hätte nie gedacht, dass du das bist.“ Wir begrüßen uns und ich bin kurz davor zu weinen, so sehr freue ich mich, ihn zu sehen. „Ich hätte nie gedacht, dass Sie noch an mich denken. Danke, dass ich heute hier sein darf.“ – „Danke, dass du heute hierher gekommen bist. Deine Musik berührt mich sehr.“ Wir holen zusammen das Klavier und schieben es in die Kapelle. Während ich mir alles einstelle und mich einspiele, holt er seine Gitarre und Mama sitzt in einer der Bänke und sieht uns zu. Dann fangen wir mit unserer Probe an und als die ersten Takte losgehen, bekomme ich wieder eine Gänsehaut. Dieses Lied an diesem Ort. „Leben ist ein Geschenk ...“ singt Herr Eller neben mir, während ich ihn am Klavier begleite. „Sie können sehr stolz sein auf Ihre Tochter“, sagt Herr Eller zu Mama. Nach „Laudates omnes gentes“ machen wir eine kurze Pause. „Warum haben Sie sich an Laura erinnert?“, fragt Mama. „Das war eine sehr besondere Begegnung damals vor 1 ½ Jahren. Normalerweise bleiben mir Patienten nicht so lange im Kopf. Aber das war ein sehr spezieller Fall. Dieses verletzte Mädchen, dass sich verloren hat und wieder anfängt, an sich zu glauben. Und später dann der Blog, den sie schreibt, das ist sehr besonders.“ Wir lächeln uns an. „Danke, dass ich hier sein darf. Das bedeutet mir sehr, sehr viel." – „Magst du vielleicht ein oder zwei Stücke alleine spielen?" Ich nicke, gehe ans Klavier und beginne mein Präludium. Ich vergesse alles um mich. Ich fühle nur noch meine Musik und die Geborgenheit, die ich in der Kapelle erfahren habe. Als die letzten Töne nicht mehr zu hören sind, schaue ich auf. „Das war wunderschön. Du spielst so unglaublich gefühlvoll. Es gibt so viele Pianisten und die meisten spielen wie eine Maschine. Und du spielst tief aus dir raus." – „Das Stück heißt Regentropfenpräludium", sage ich. Ich erzähle ihm die ganze Geschichte rund um Chopins Stück. „Der Teil in der Mitte war das Gewitter, laut und bedrohlich, die Rahmenteile sind leichter Regen. Ich finde es so schön, wenn man sich zur Musik dieses Bild vom Regen vorstellt." – „Vielleicht gefällt es dir auch so gut, weil dein Leben ein Gewitter und Regen ist. Und wir beide haben uns mitten in deinem Gewitter kennengelernt." – „Vielleicht." Ich schaue die Kapelle entlang und berühre Frau Sterns Glücksbringer, den sie mir zum Abschied im Januar gegeben hat. Dann proben wir die anderen Stücke und schieben das Klavier wieder weg. Ich nehme meine Jacke und packe alles ein, um zu gehen. „Laura?", fragt er. „Ja?" – „Da unten ist ein Mädchen. So wie du damals mit Essstörung", sagt er. „Darf ich sie kurz besuchen?", frage ich ihn. „Lass uns auf die Station runterfahren und ich frag sie." Er lächelt. Wir gehen zum Aufzug und steigen auf der 3 aus. Ich atme tief durch, als ich den Flur der Station sehe, auf der ich damals war. Ich sehe meine ehemalige Nachtschwester, die mich

aufgesetzt hat, als ich in der Nacht zu schwach geworden bin und Nasenbluten bekommen habe. Den Flur, auf dem ich am letzten Abend zum ersten Mal gehen durfte. Wie mir jeder Schritt weh getan hat und ich an der Wand gestützt gehen musste. Mich im Fenster gespiegelt habe. Knochen und Fett. Spinnenartig und blass. Dick. „Erinnerst du dich noch?“, fragt er. „Ja.“ Ich schau mir nochmal alles an. Dann öffnet er die Glastür in den Flur. Ich gehe langsam entlang und atme ruhig. „Wie heißt sie denn?“
Dann gehe ich langsam in das Zimmer. Ich sehe die Fensterfront. Da, wo ich damals gespürt habe, dass das Leben da draußen auf der anderen Seite der Scheibe wartet. Da, wo die Lichter der Stadt sind. Und dann nehme ich all meine Kraft. Ich darf hier nicht traurig sein. Ich gehe weiter, finde mein Lächeln und merke, wie ich selbstbewusst und aufrecht gehe. Ich sehe ein dünnes Mädchen in seinem Bett vor einem Schulheft sitzen.

Herr Eller holt mich ab und wir gehen gemeinsam aus dem Zimmer und zurück über die Station „Genau wie du damals. So unendlich verletzt und verloren. Du warst genauso. Abgemagert. Und verloren. Du hast das Leben auch nicht mehr gesehen. Aber hast du es gemerkt? Damals warst du so wie sie gerade, so mager und elend und schwach und geknickt. Und jetzt? Jetzt bist du selbstbewusst und stark.“ – „Ja“, sage ich und muss lächeln. Wir gehen runter in ein Bistro. Ich bin

zum ersten Mal hier und suche einen Tisch auf der Terrasse aus. Wir trinken mit Mama Kaffee und Tee und essen Kuchen. Herr Eller erzählt von seinem Beruf und ich von meinem Führerschein und der Musik.
Am Abend gehe ich zum Sport ins Body Pump und dabei wird mir noch mehr bewusst, wo ich im Vergleich zu 1 ½ Jahren vorher stehe. Niemals hätte ich gedacht, dass ich je da sein könnte, wo ich jetzt bin. Nie hätte ich gedacht, dass das Leben so schön sein kann. Und gegen nichts in der Welt würde ich das, was ich jetzt habe, hergeben.

Ich stehe in der Küche, mache Rühreier und schneide Obst für mein Frühstück. Ich denke an meine letzten 5 Jahre, an das Mädchen, das ich gestern im Krankenhaus besucht habe, an Herrn Eller. Als ich mich an den Tisch setze, fängt ein Robbie Williams-Lied an. „I love my life. I am beautyful." Das Lied, über das Herr Eller gestern mit mir und dem Mädchen kurz gesprochen hat. Ich muss lächeln. Das Leben ist schön, der Tag wird schön und das wichtigste: Ich lebe. Ich bin okay. Ich ziehe mein schwarzes Kleid an. Über mein vernarbtes Handgelenk ziehe ich Handstulpen. Aber heute habe ich zumindest den Mut, zu den Narben an meinen Beinen zu stehen. Ich schau mich im Spiegel an. Man sieht meine Muskeln. Ich bin dünn. Ich bin gesund. Lange Haare. Ein echtes Lächeln auf meinen Lippen und in meinen Augen. Und auch meine Narben.
Ich.

Ich finde es schön, so wie es ist. Ich nehme meine Tasche und gehe zum Bus. In der Schule umarmen mich meine Freundinnen. Freundinnen. Wie viele Freundinnen ich mittlerweile habe! Ich hätte es mir nie so vorgestellt. Lena läuft auf mich zu und umarmt mich, Mira setzt sich zu mir und nimmt mich in den Arm. Clara strahlt mich an und redet mit mir. Nina lächelt und gibt mir High Five, als wir zusammen eine Aufgabe rechnen. Herr Berger sagt mal wieder, wie stolz er ist, als ich ihn der Pause sehe.
Den ganzen Schultag über bin ich keine Minute alleine. Mir fallen Frau Winters Worte ein, ich wäre beliebt.
Ich schaue lächelnd aus dem Fenster. Mira malt ein Herz auf mein Übungsblatt und ich melde mich, um mitzuarbeiten. Die Zeiten, in denen ich nichts sage, sind vorbei. Ich gehe in die Klavierstunde und danach zu meinen Großeltern. Sie freuen sich jedes Mal, wenn ich komme. Sie sind stolz auf mich und strahlen. Später fahren wir ans Kinderkrankenhaus und die beiden gehen unten ins Bistro, bis der Gottesdienst losgeht. Ich steige in den Aufzug und fahre in den 5. Stock. Ich gehe in die Kapelle und bin alleine dort. Herr Eller kommt erst in einer halben Stunde. Ich gehe durch die Kapelle, schaue aus dem Fenster, schaue mir alles an und fühle das Gefühl, aufgefangen zu sein. Sehe die Erinnerungen an meinen Aufenthalt auf der Station damals und gehe dann an ein kleines Seitenzimmer. Die Tür ist nicht abgesperrt und ich gehe an das Klavier. Vorsichtig schiebe ich das große Klavier durch die Tür neben den Altar

und hole einen Klavierhocker. Ich stelle alles ein und dann beginne ich vorsichtig zu spielen.
Ich bin das erste Mal wirklich alleine hier. Aber ich fühle mich so geborgen. Ich glaube, es gibt einen Gott und ich kenne keinen Ort, an dem das mehr spürbar ist. Irgendwann steht Herr Eller neben mir und wir proben gemeinsam. Dann beginnt der Gottesdienst. Ich spiele mein Präludium, während die vier Pfarrer einziehen. Dabei wird mir bewusst, wie unglaublich das alles ist. Das Licht fällt durch die hinteren Fenster, alles ist so unendlich weit weg und nah und von Halt, Glaube und Hoffnung erfüllt. Beim zweiten Lied singen dann alle. „Leben ist ein Geschenk ...“ Ich spüre meine Gänsehaut und wie bewegend das alles ist.
„Willkommen kleines Leben.“
Nach dem Gottesdienst bekommen wir alle einen Edelstein, weil wir Edelsteine sind und alle auf unsere Art wertvoll und einzigartig. Ich bekomme ein Klangspiel von Herrn Eller, das mich an meine Musik, das Krankenhaus und meinen Weg erinnern soll, jedes Mal, wenn der Wind es streift und einen sanften Klang erzeugt. Viele Menschen kommen auf mich zu. „Das war sehr besonders.“ – „Deine Musik hat mich sehr berührt“ – „Es hätte nie aufhören sollen, als du gespielt hast.“ – „Als Sie gespielt haben, ist mir das Herz aufgegangen.“ – „Sie haben mir das Gefühl gegeben, hier anzukommen. Danke.“ Dann kommt Herr Eller nochmal zu mir und wir verabschieden uns.

Ich bin stolz, glücklich und traurig, dass es für heute vorbei ist, und dann kommt meine Freundin. Meine älteste und beste Freundin. Die alles mit mir durchgestanden hat. Kindergarten, Grundschule, mein Mobbing, als ich meinen Körper verlor, Magersucht, Ritzen. Alles. Trotz allem ist sie geblieben. Sie umarmt mich und ich halte sie fest in meinen Armen. „Feuerwerk heute Abend?“ – „Feuerwerk, ja“, sage ich und lächle sie an. Dann gehen wir gemeinsam mit meiner Familie nach draußen. Noch ein Mal schaue ich zu meinem alten Balkon, dem Fenster, dem Zimmer. Das Fenster dahinten, in dem ich mich gespiegelt habe, als ich am letzten Abend gehen durfte und mich kurz gesehen habe. Und wische eine kleine Träne weg, drehe mich um, lächle und nehme den Autoschlüssel. Ich fahre nach Hause. Nie. Nie hätte ich gedacht, dass ich das alles je erleben darf.

Wenn ich heute in den Spiegel schaue, sehe ich ein dünnes, sportliches Mädchen, das sein Lächeln wiedergefunden hat. Meine Vergangenheit wird immer ein Teil von mir bleiben. Bis ich wirklich damit abschließen kann, werde ich noch Zeit brauchen. Aber im letzten Jahr habe ich unglaublich viel geschafft. Ich habe die Magersucht hinter mir gelassen und mein Leben zurückgekämpft. Für mich wird es nie mehr ganz normal sein, dass ich Sonne und Regen erlebe, dass ich Sport machen kann und Dinge wie den Color Run erlebe. Wahrscheinlich werde ich diese Dinge immer ein bisschen mehr schätzen als die meisten Menschen. Aber seit dem

Krankenhaus freue ich mich viel öfter und stärker an kleinen Dingen wie der Sonne oder dem Sport. Ich weiß, dass ich lebe und wie wertvoll mein Leben ist. Frau Stern sagte mir mal den Spruch: „Da es sehr förderlich für die Gesundheit ist, habe ich beschlossen, glücklich zu sein.“ Sie hat gesagt, dass man sich jeden Tag aufs Neue entscheiden muss, dass man glücklich sein will. Ich habe lange gebraucht, um das zu verstehen und Positives in mein Leben zu lassen. Aber es hat sich mehr als alles andere gelohnt. Aber dass es eben erst geht, wenn man sich dafür entschieden hat.

Der Abschied von Frau Stern ist einer der schwersten, die ich jemals erleben werde. Ich habe meinen Freunden in den Weihnachtsferien erzählt, was bei mir in den letzten Jahren passiert ist. Ein Teil von ihnen hat es schon gewusst, ein anderer nicht. Ich hatte immer Angst vor ihrer Reaktion, aber meine Sorgen waren alle umsonst. Meine Freunde wollten meine Schmerzen auffangen und für mich da sein. Sie haben mir Briefe geschrieben und ein Fotoalbum gebastelt, das ich mir ansehen kann, wenn ich traurig bin, weil meine Zeit bei Frau Stern vorbei ist. Ich habe all die Jahre nie gesehen, was für wundervolle Freunde ich habe, weil ich Angst hatte, dass sie mich ablehnen würden. Und auch, wenn ich Frau Stern verliere und es schwierig für mich ist, habe ich meine Freunde. In den letzten Wochen habe ich noch ein paar Freunde dazu gewonnen, weil ich wieder mehr auf andere Menschen zugehen kann und dadurch beim Sport und in der Schule neue Leute kennenlernen konnte. Das Leben ist manchmal gemein und Türen gehen zu, aber es gibt trotzdem noch Menschen, die da sind. Das konnte ich lange nicht sehen, weil ich nur noch meine Magersucht sehen konnte. Sarah Connor singt in „Wie schön du bist“ von Farben und Narben. Beides ist ein Teil von mir und meine Narben unter und auf meiner Haut werden immer ein Teil von mir sein. Aber ich habe trotzdem Farben und trotzdem ist das Leben wertvoll. Es ist so viel schöner, wieder unbeschwert zu essen, Sport machen zu können und ein normales Verhältnis zu meinem Körper zu haben, ohne jedes Mal an Knochen und Hunger denken zu müssen. Ein Leben ohne Magersucht ist im ersten Moment unvorstellbar. Aber wenn man wieder im Leben steht, war jeder noch so kleine Schritt aus der Magersucht zurück ins Leben seine Anstrengung wert.

Danksagung

Hoffnung, Vertrauen, Optimismus. Briefe, Anrufe und Besuche. Sonnen, Tränen und Spaziergänge. In all der Zeit waren so viele Menschen für mich da. Ich musste euch nie suchen, immer war jemand von euch für mich da. Ohne euch hätte ich meinen Weg nie so weit geschafft! Viele Menschen sind mir begegnet, die von ganzem Herzen an mich geglaubt haben. Danke, dass ihr mich nie aufgegeben habt. Danke an all die Menschen, die mich immer wieder besucht haben und da waren. Danke, dass ihr mich nie abgestempelt und aufgegeben habt! Ihr seid unglaublich!

Für all das will ich mich im Folgenden noch bei ein paar Menschen explizit bedanken:

Manuela Kinzel, danke, dass Sie diesen Weg mit mir und meinen Worten gehen. Danke für die Vorsicht, mit der Sie mit meinen Worten arbeiten. Danke für das Vertrauen.

Mama und Papa, ihr habt nie aufgehört an mich zu glauben und mich so zu akzeptieren, wie ich bin. Danke für die Zeit. Für all die Ziele, die wir gemeinsam erleben, für das Vertrauen, dass ihr mir gegeben habt. „Wie schön du bist“ – ich höre es immer noch an.

Alina und Sarah, danke an meine ersten Leserinnen. Danke für eure ehrliche Rückmeldung. Und eure Umarmungen.

Frau Winter, Sie haben mich nie aufgegeben. Immer wieder habe ich von Ihnen positive Worte bekommen. Danke für alles, was Sie für mich getan haben. Danke für die Hoffnung, das Vertrauen. Danke für all die Worte durch die eisige Zeit. An all den stürmischen Tagen.

Herr Berger, Sie haben nie aufgehört, an mich zu glauben. Danke für all die Ermutigungen und aufbauenden Worte, Ihr Verständnis und Ihr Vertrauen. Danke für die bunten und starken Worte an meinen kalten, knochigen Tagen, in meinem kältesten Winter und dem hoffnungslosen Regen. Danke für die Sonne.

Herr Littich, danke, dass Sie sich nicht weggedreht haben. Sie haben nie aufgehört, an mich zu glauben. Danke für all die Worte. An den kalten Tagen. Danke für Ihre Hilfe.

Frau Stern, (Sie wissen schon, wer gemeint ist), danke für die Stille und die Worte. Danke für das Licht an den dunklen Tagen. Für das Verständnis und den Halt an all den eisig kalten Tagen.

Frau Lego, (Sie wissen auch, wer gemeint ist), danke für das Verständnis und die Lebensfreude. Für all die Worte. In der zerbrochenen Zeit. Danke.

Meine Therapeutin, danke für den Halt. Für die Worte in der Leere. Für die Hoffnung inmitten von all meinen Scherben. Danke.

Hinweis:
In diesem Buch werden die eigenen Erfahrungen der Autorin dargestellt. Mag sich also die eine oder andere Begebenheit tatsächlich anders abgespielt haben, so sind trotzdem alle Vorkommnisse und Gespräche im Buch an die Wirklichkeit angelehnt. Aus Datenschutzgründen sind alle Namen außer dem der Autorin im Buch geändert.